AF849841

1. Auflage
© Edition Raetia, Bozen 2018

Projektleitung: Magdalena Grüner
Korrektur: Helene Dorner, Katharina Preindl
Grafik und Umschlaggestaltung: Philipp Putzer, www.farbfabrik.it
Grafik Logo „Kraut und Wurzel“: Astrid Felderer
Titelfoto: Johanniskraut (Shutterstock/Gala_Kan)
Druckvorstufe: Typoplus, Frangart
Druck: Printer Trento, Trient

ISBN 978-88-7283-630-9
Band 2 der Reihe „Kraut und Wurzel“
Mehr Rezepte und Tipps finden Sie auf dem Blog „Kraut und Wurzel“: www.krautundwurzel.com

Unseren Gesamtkatalog finden Sie unter www.raetia.com.
Bei Fragen und Anregungen wenden Sie sich bitte an info@raetia.com.

Alle Fotos stammen von Astrid Felderer, außer S. 8 (aus Molitor Ulrich: Tractatus von den bösen weiben die man nennet die hexen, Augsburg 1508), S. 31 (Shutterstock/grafvision), S. 63 (Shutterstock/sasimoto), S. 75 (Shutterstock/Peter Radacsi), S. 87 (Shutterstock/Mariola Anna S.)

Die Angaben zu den Kräutern in diesem Buch wurden sorgfältig geprüft. Autor und Verlag lehnen jedoch jegliche Haftung für allfällige Schäden, die sich aus dem Gebrauch oder Missbrauch der hier vorgestellten Informationen ergeben, ab. Die in diesem Buch enthaltenen Ratschläge ersetzen nicht eine ärztliche Therapie.

ARNOLD ACHMÜLLER

Haut und Haare

KRAUT
und
WURZEL

Rezepte

Jahrhundertealte Tradition, nachweisbare Wirkung

Die Haut gehört zu den Hauptanwendungsgebieten der Pflanzenheilkunde. Für die Besserung zahlreicher Krankheitsbilder steht eine Vielzahl von Heilpflanzen zur Verfügung, deren Anwendung kaum Nebenwirkungen verursacht.

Dabei spielt vor allem die äußerliche Anwendung von Cremes, Salben, Hautbädern, Umschlägen und Ölen eine Rolle. Die Heilpräparate kommen so direkt mit dem erkrankten Gewebe in Kontakt. Die innerliche Anwendung von Heilpflanzen spielt dagegen heutzutage eine untergeordnete Rolle. Am ehesten wird sie bei Venen- und Hämorrhoidalbeschwerden oder auch bei Neurodermitis ergänzend zur äußerlichen Anwendung eingesetzt.

Bisher unerforscht sind in diesem Zusammenhang stoffwechsel- und nierenanregende Heilpflanzen, die innerlich angewandt werden. Die traditionelle Volksheilkunde sagt ihnen seit jeher heilende Eigenschaften bei chronischen Hauterkrankungen nach. Die Favoriten sind Brennnessel-, Birken- und Walnussblätter, Stiefmütterchenkraut sowie Löwenzahn- und Klettenwurzel. Teezubereitungen mit diesen Pflanzen können laut volksmedizinischen Quellen eine unterstützende Wirkung entfalten.

Im Zusammenhang mit der Behandlung von Hauterkrankungen finden sich einige der populärsten Heilmittel der europäischen Kräuterkunde wieder. So gehen das Johanniskrautöl und die Ringelblumensalbe in vielen

Hausapotheken auf die jahrhundertealte Tradition der Volksheilkunde zurück. Zahlreiche Untersuchungen bestätigen ihre Wirksamkeit.

Entscheidend für den Erfolg der Behandlung von Hauterkrankungen ist die richtige Wahl der Applikationsform. Akute Beschwerden benötigen andere Arten der Behandlung als bereits länger bestehende chronische Erkrankungen. Akute, oberflächliche Entzündungen werden mit Umschlägen, Waschungen, Gelen, Schüttelmixturen oder Cremes behandelt. Chronischen Beschwerden wie dem trockenen Ekzem oder der Neurodermitis wird dagegen mit sehr fetten Cremes, Lotionen, Salben oder Ölbädern begegnet.

Die Behandlung von Haarausfall, Schuppen und juckender Kopfhaut stützt sich bisher lediglich auf die Tradition: Heilpflanzen wie Brennnessel und Klette werden in der europäischen Volksheilkunde seit Jahrhunderten dagegen eingesetzt. Eine eingehende Untersuchung fand bisher, obwohl es beispielsweise bei der Klettenwurzel sehr vielversprechende Hinweise gibt, nicht statt. Dennoch sprechen eine weit verbreitete Anwendungstradition und eine risikoarme Verwendung für den Einsatz dieser Heilpflanzen.

Die Salbe: vom Schweinefett zum Bienenwachs

Jede Kultur hat, historisch gesehen, ihre eigenen typischen Anwendungsarten, die sich von Gesellschaft zu Gesellschaft auch maßgeblich unterscheiden können. Während beispielsweise bei den südlichen Mittelmeerkulturen Klistiere und Zäpfchen bereits in der Antike zum volksmedizinischen Repertoire gehörten, waren diese nördlich der Alpen lange Zeit völlig unbekannt. In Bezug auf die Behandlung von Hauterkrankungen standen die mittel- und nordeuropäischen Völker ihren südeuropäischen Nachbarn allerdings um nichts nach. Beispielsweise verwendeten die Mitteleuropäer sehr früh pastenähnliche Zubereitungen, bei denen das

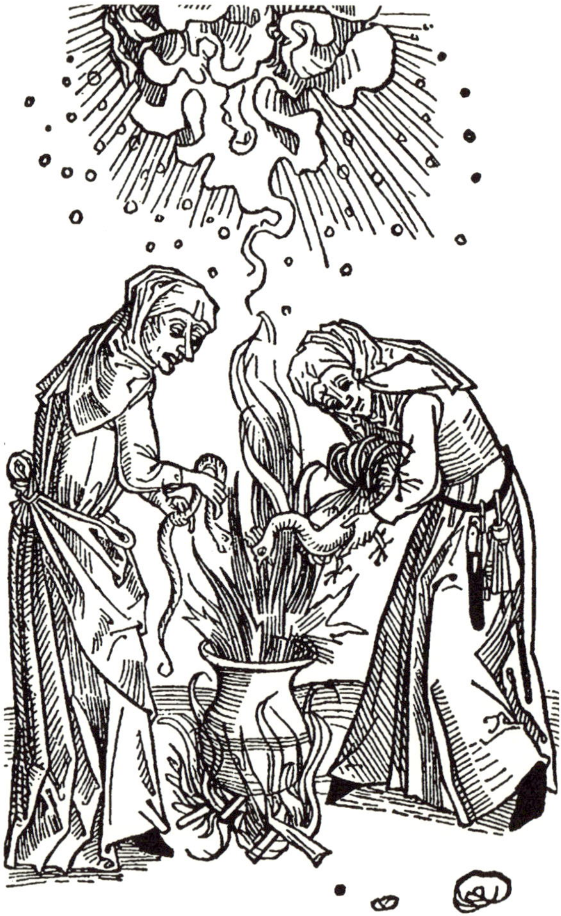

Hexen auf einem Holzschnitt aus dem 16. Jahrhundert

Pflanzenmaterial, zerkleinert und mit Harzen sowie Getreidemehl oder tierischen Fetten wie Schweineschmalz oder Gänsefett vermengt, auf Wunden und Hautentzündungen aufgetragen wurde.

Ein Rätsel stellen bis heute die sogenannten Hexensalben dar. Im Mittelalter glaubte man, dass sie vermeintlichen Hexen die Fähigkeit verliehen zu fliegen. Eine Reihe an Sagen bestätigt diesen weitverbreiteten Glauben. Jahrhundertelang sinnierte man über die Inhaltsstoffe der Hexensalben. Unter anderem wurde Kinderfett als Zutat darin vermutet. Heute gibt es Hinweise, die dieses Mysterium in einem neuen Licht erscheinen lassen: Möglicherweise handelte es sich dabei um Pappelknospen- und Leinkrautsalben. Früher waren dies vielgenutzte Schmerz- und Hämorrhoidensalben. Um den schmerzstillenden Effekt zu erhöhen, versetzte man sie teilweise mit giftigen Nachtschattengewächsen wie Tollkirsche, Stechapfel und Bilsenkraut. Missbräuchlich verwendet entfalten Salben mit diesen Zusätzen rauschartige Zustände, unter anderem mit Flugträumen. Möglicherweise wurden sie also nicht nur als Schmerz-, sondern auch als Rauschmittel gebraucht und im Aberglauben des Mittelalters zu magischen Hexensalben umgedichtet. Für Pappelknospen spricht außerdem auch die Tatsache, dass die Farbe der Hexensalben als grün beschrieben wird.

Die bis heute populäre Ringelblumensalbe taucht erstmals bei Hildegard von Bingen auf. In ihrem berühmten Werk „Physica“ aus dem 12. Jahrhundert empfiehlt sie, Schweinefett mit Ringelblumen zu vermengen und Entzündungen der Kopfhaut mit dieser Salbe einzureiben.

Jahrhundertelang blieb Schweineschmalz eine der Grundsubstanzen zur Salbenherstellung. Bis heute sieht ein Grundrezept des Österreichischen Arzneibuches für die Herstellung der „Einfachen Salbe“ *(Unguentum simplex)* neben 7 Gramm Cetylpalmitat und 3 Gramm Cetylalkohol auch 90 Gramm Schweineschmalz vor.

In der Praxis hat man sich heutzutage von dem Gebrauch tierischer Fette zur Salbenherstellung weitgehend verabschiedet, u. a. weil Salben aus tierischen Fetten ungekühlt gelagert schnell ranzig werden. Im Laufe des 20. Jahrhunderts etablierte sich zunehmend Vaseline, ein Produkt aus der Erdölindustrie, für die Salbenproduktion. Vaseline ist billig, lange haltbar und in der Handhabung einfach. Sie wird bei leichter Erwärmung schnell flüssig, dann kann man Ölauszüge oder ätherische Öle einarbeiten, und fertig ist die Salbe. Alternativ kann man getrocknete Pflanzen in die flüssige Vaseline geben und das Gemisch eine Nacht stehen lassen. Anschließend wird die Vaseline nochmals leicht erwärmt und in flüssigem Zustand abgefüllt.

Aber auch Vaseline hat ihre Nachteile: Erstens ist ihre Herkunft aus ökologischer Sicht bedenklich, zweitens dichtet sie die Haut zu sehr ab. Daher sucht man in der heutigen Zeit nach Alternativen für die Salbenherstellung. Eine einfache Möglichkeit bietet die Kombination aus einem pflanzlichen Öl und Bienenwachs. Eine so hergestellte Salbe zieht besser in die Haut ein und ist gleichzeitig auch ungekühlt mindestens sechs Monate haltbar, also wesentlich länger als eine Salbe, die aus tierischen Fetten hergestellt wurde.

Die Wahl der richtigen Zubereitungsart

Hauterkrankungen werden in erster Linie äußerlich behandelt. Durch direkte Applikation des Heilmittels als Umschlag, Wickel, Ölauszug oder Salbe sollen krankhafte Veränderungen und kleine Verletzungen rasch gebessert werden. Die Wahl der richtigen Zubereitungsart sollte dabei auch die Art der Hauterkrankung berücksichtigen. Akne bedarf beispielsweise einer gänzlich anderen Zubereitungsform als ein chronisches Ekzem. Wählt man die falsche Applikationsart, verzichtet man nicht nur auf einen Teil der Wirkung, sondern kann die Symptome im Extremfall sogar verschlimmern.

Bei akuten Beschwerden kommen eher kühlende und wässrige Applikationsformen wie Umschläge, Waschungen, Gele, Schüttelmixturen oder Cremes infrage. So können beispielsweise Eichenrinde, Walnussblätter, Hamamelisrinde und -blätter oder Blutwurz als Abkochung oder Umschlag in abgekühltem Zustand auf oberflächliche akute Entzündungen, Akne, nässende Ekzeme sowie Hämorrhoiden aufgelegt oder als Sitzbad angewandt werden. Die enthaltenen Gerbstoffe lindern Irritationen, reduzieren die Entzündung und machen die Haut unempfindlicher gegenüber Reizungen.

Bei chronischen oder trockenen Hauterkrankungen wie dem trockenen Ekzem oder Neurodermitis eignen sich dagegen fettere Grundlagen wie Ölauszüge, fette Cremes oder Salben. Diese weisen ausgeprägte rückfettende Eigenschaften auf und dringen besser auch in tiefere Gewebeschichten ein.

Die verschiedenen Zubereitungsarten, ihre Eigenschaften und Anwendungsbereiche auf einen Blick:

Zubereitungsart	Eigenschaften	Anwendungsbereiche
Umschlag/ Waschung/Wickel (wässrige oder wässrig-alkoholische Lösung)	kühlend austrocknend gut abwaschbar	nässendes Ekzem, Erkrankungen der Kopfhaut (Schuppen), Akne, Venenbeschwerden

Zubereitungsart	Eigenschaften	Anwendungsbereiche
Gel/Hydrogel (visköse, wässrige oder wässrig-alkoholische Lösung)	kühlend austrocknend gut abwaschbar	Akne, Venenbeschwerden
Hydrolotion (wasserhaltige Zubereitung mit wenig Fett)	leicht kühlend kaum fettend leicht abwaschbar	Akne
Creme (wasserhaltige Zubereitung mit mäßig Fett)	kaum kühlend leicht fettend kaum abwaschbar	Basistherapie bei Neurodermitis und Psoriasis
Lipolotion (fetthaltige Lotion auf Ölbasis)	kaum kühlend fettend kaum abwaschbar	zur Rückfettung der Haut (auch großflächig verwendbar), chronisches und trockenes Ekzem, Neurodermitis und Psoriasis
Fettsalbe und Öl	nicht kühlend (eher wärmestauend) stark fettend nicht abwaschbar	chronisches und trockenes Ekzem, kleinere Wunden und leichte Verbrennungen

Kräuteröle und Salben

Wegen der einfachen Herstellung und der guten Haltbarkeit besonders beliebt ist das Johanniskrautöl. Bereits Paracelsus sah im Johanniskraut das stärkste wundheilungsfördernde Heilmittel. Er schrieb: „Es ist nicht möglich, dass eine bessere Arznei für Wunden in allen Ländern gefunden wird.“ Das Johanniskrautöl gilt in der Volksheilkunde seit Jahrhunderten als Allheilmittel, das zur Behandlung bei nahezu jedem Hautleiden, besonders bei entzündeten, allergischen, trockenen oder leicht infizierten Hauterkrankungen eingesetzt werden kann.

Die Herstellung dieses Ölauszugs ist ähnlich wie bei anderen hautwirksamen Kräuterölen wie beispielsweise dem ebenfalls populären Ringelblumenöl. Die Tradition sieht allerdings vor, dass Johanniskrautöl immer mit frischen Johanniskrautblüten hergestellt wird und der Ölauszug, im Unterschied zu anderen Kräuterauszügen, direkt in die Sonne gestellt wird.

Eine gute Möglichkeit, Heilpflanzen zu verarbeiten, ist die Herstellung einer Salbe. Die Ausgangsstoffe sind vielfältig und die Herstellung – sofern man einige Tipps und Tricks beachtet – kinderleicht. Für Salben eignen sich all jene Pflanzen, die eine heilsame oder pflegende Wirkung auf die Haut aufweisen oder entzündungshemmende und schmerzstillende Eigenschaften besitzen. Das sind zum Beispiel Johanniskraut, Ringelblume, Beinwell, Kamille, Arnika und viele mehr.

TIPPS FÜR DIE ZUBEREITUNG VON SALBEN UND ÖLEN

Als Grundlage für die Herstellung von Kräuterölen und Salben eignen sich pflanzliche Öle wie Oliven-, Mandel-, Jojoba- oder Kokosöl. Sie unterscheiden sich wesentlich im Hinblick auf ihre Wirkeigenschaften, ihre Verfügbarkeit und Kosten sowie auf die Farbe der Zubereitung.

WELCHES ÖL IST DAS RICHTIGE?

Für Olivenöl spricht die Tatsache, dass es billig und leicht erhältlich ist, allerdings bekommen die fertige Salbe und auch der Ölauszug einen Grünstich und riechen nach Olivenöl.

Mandel- und Jojobaöl sind neutraler und die fertigen Produkte werden gelblich-weiß. Außerdem ziehen sie schnell in die Haut ein. Mandelöl ist auch bei empfindlicher Haut gut verträglich. Jojobaöl hält die Feuchtigkeit in der Haut, ohne dabei fettig zu wirken.

Kokosöl wirkt leicht kühlend und ist ebenfalls sehr gut rückfettend. Allerdings gilt es als komedogen, d. h. dass es die Entstehung von Mitessern fördern kann. Deshalb sollte man bei einer Neigung zu Hautunreinheiten auf andere Öle ausweichen.

GRUNDREZEPT FÜR EINE SALBE MIT FRISCHEM ODER GETROCKNETEM PFLANZENMATERIAL

Das pflanzliche Öl langsam im Topf erwärmen, aber nicht zu heiß werden lassen (ca. 80 °C). Danach das Pflanzenmaterial (Blüten, Wurzeln, Blätter oder Früchte) und das Bienenwachs unter behutsamem Umrühren dazugeben. Pro 100 g Pflanzenöl mindestens 10 g Bienenwachs hinzugeben. Je größer der Anteil an Bienenwachs ist, desto fester wird die Salbe. Nach 10 Minuten den Topf von der Herdplatte nehmen. Die Salbe vor dem Abseihen eine Nacht an einem kühlen Ort stehen lassen, am nächsten Tag kurz erwärmen und in flüssigem Zustand in die Tiegel abfiltrieren.

GRUNDREZEPT FÜR EINE SALBE MIT ÖLIGEM PFLANZENAUSZUG

Das pflanzliche Öl langsam im Topf erwärmen, aber nicht zu heiß werden lassen (ca. 80 °C). Dann einen öligen Pflanzenauszug der gewünschten Pflanzen und das Bienenwachs unter behutsamem Umrühren dazugeben. Pro 100 g Pflanzenöl mindestens 10 g Bienenwachs hinzugeben, je größer

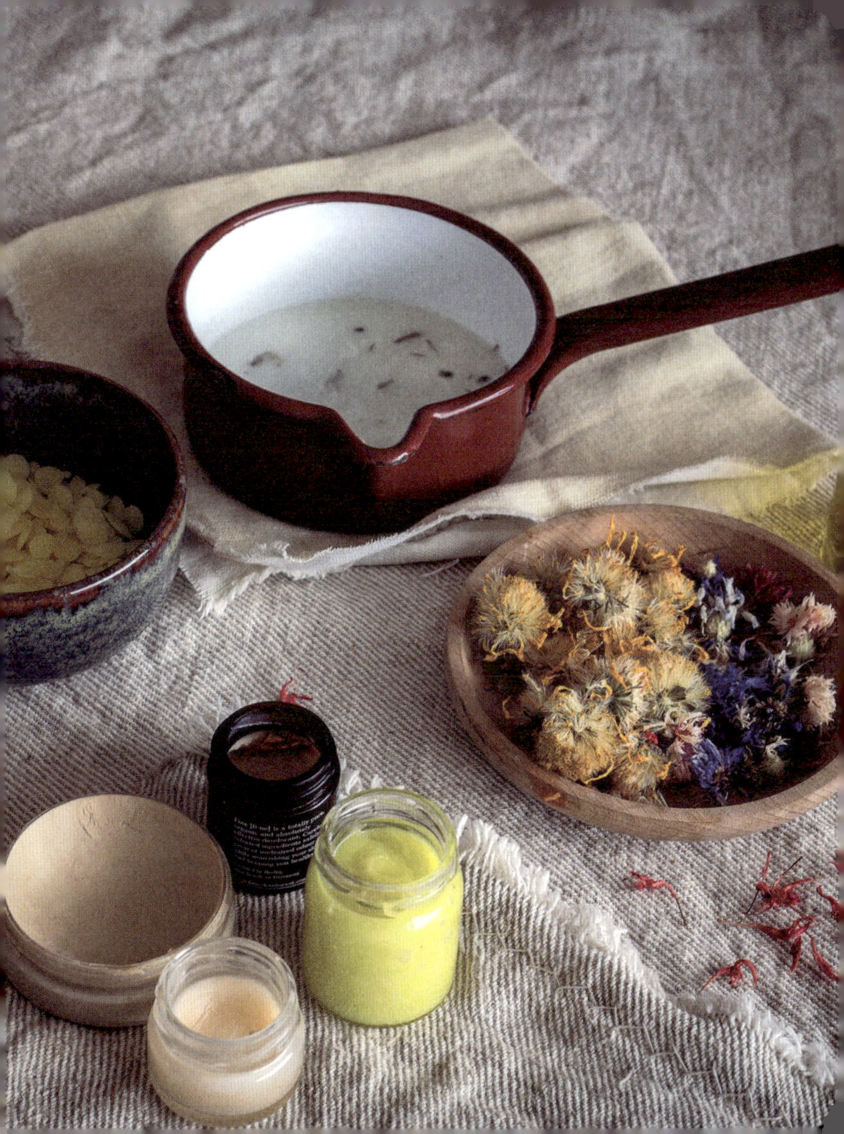

der Anteil an Bienenwachs ist, desto fester wird die Salbe. Nach 10 Minuten den Topf von der Herdplatte nehmen und in flüssigem Zustand in die Tiegel abfüllen.

Die Salbe mit öligem Pflanzenauszug kann auch nur mit Bienenwachs ohne Zugabe eines pflanzlichen Öls hergestellt werden. Dann ist sie etwas konzentrierter. In dem Fall erwärmt man den öligen Auszug mit dem Bienenwachs. Sobald das Bienenwachs geschmolzen ist, umrühren, den Topf von der Wärmequelle nehmen und die noch flüssige Salbe in einen Tiegel füllen.

TIPP

Rührt man die Salbe während des Abkühlens immer wieder um, wird sie in der Konsistenz weicher.

Etwas komplizierter wird es, wenn man in seine Salbenmischung auch alkoholische oder wässrige Lösungen einarbeiten möchte. Dann braucht man einen Emulgator, um das fettige Öl mit den Lösungen mischen zu können. Dieser ist idealerweise pflanzlichen Ursprungs (beispielsweise 2–4 % Emulsan II, erhältlich in Apotheken oder im Onlinehandel) und bindet wässrige und ölige Bestandteile, sodass die Creme nicht bricht.

Grenzen der Selbstmedikation und Zutaten der Heilmittel

Der Einsatz von Heilpflanzen und der daraus hergestellten Produkte kann bei leichten bis mittelschweren Erkrankungen sehr sinnvoll sein, ist allerdings keine Wunderwaffe. Heilpflanzen und Hausmittel eignen sich besonders bei trockenen, leicht entzündeten Hautstellen, bei leichten Formen von Akne, leichten Hämorrhoidal- und Venenbeschwerden, zur unterstützenden Behandlung von Schuppenflechte (Psoriasis) und Neurodermitis oder als Therapieversuch bei trockener, juckender Kopfhaut.

Eine Selbstmedikation sollte nur dann erfolgen, wenn die Beschwerden gelegentlich auftreten und die Ursachen bekannt sind. Bei schweren Erkrankungen kann man sie als Ergänzung und Unterstützung einer herkömmlichen Therapie einsetzen, allerdings nur nach Absprache mit dem behandelnden Arzt. In jedem der folgenden Kapitel finden Sie Hinweise darauf, wann es notwendig ist, einen Arzt zu konsultieren und wo die Einschränkungen der Selbstmedikation liegen.

Wenn nicht anders angegeben, bekommt man die für die Rezepte benötigten Kräuter und ätherischen Öle in Apotheken, Kräuterhöfen und gut sortierten Reformhäusern. Die dort erhältlichen Pflanzen stammen aus kontrolliertem Anbau und belasten die einheimischen Bestände nicht. Außerdem stehen einige Heilpflanzen, z. B. Arnika, unter Naturschutz. Selbst sammeln sollte sie nur, wer die botanischen Eigenschaften der benötigten Pflanzen kennt – Verwechslungen können, je nach Pflanzenart, gefährlich sein! Ölauszüge wie Johanniskrautöl oder Ringelblumenöl sind in Apotheken erhältlich, man kann sie aber selbstverständlich auch selbst herstellen (siehe z. B. S. 60 oder 88). Bienenwachs *(Cera flava)* und Propolis sind bei Imkern und Apotheken oder im Onlinehandel erhältlich.

Die empfohlenen Tagesdosierungen und Ratschläge beziehen sich auf Erwachsene.

Pflege- und Anti-Aging-Produkte

>

DIE PFLEGE DER HAUT richtet sich maßgeblich nach dem Hautbild. Dieses erfährt im Laufe des Lebens maßgebliche Veränderungen. Während man in jungen Jahren zu fettiger Haut neigt, wird sie mit zunehmendem Alter trockener: Dementsprechend ändern sich auch die empfohlenen Zubereitungen. Fettige Haut wird mit fettarmen oder gänzlich fettfreien Zubereitungen wie wässrig-alkoholischen Lösungen behandelt. Ein trockenes Hautbild und Altershaut brauchen dagegen fetthaltige Zubereitungen wie Cremes und Salben. Neben dem Alter können auch Umwelteinflüsse wie zu trockene Raumluft oder nasskaltes Wetter den Bedarf an rückfettenden Salben erhöhen.

In der Volksheilkunde finden sich bis heute zahlreiche Rezepte gegen übermäßige Hautpigmentierung, Altersflecken und Sommersprossen. Häufig werden hierbei die Pflanzensäfte von Frauenmantel und Hauswurz sowie Meerrettich und Brunnenkresse empfohlen. Aufgrund fehlender Untersuchungen liegt ein wissenschaftlicher Beweis der Wirksamkeit bis heute allerdings nicht vor.

Hyperpigmentierungen und Hautveränderungen sollten vor der Selbstbehandlung immer zuerst ärztlich abgeklärt werden, um ernsthaftere Hauterkrankungen wie Hautkrebs auszuschließen.

Wann sollten Sie unbedingt zum Arzt?

- bei plötzlich auftretenden Hautveränderungen wie dunkleren Flecken oder sich verändernden Leberflecken
- bei Juckreiz oder Blutungen an Leberflecken oder anderen dunklen Hautveränderungen

Lippenbalsam

Warum hilft dieser Lippenbalsam bei trockenen Lippen?

Sowohl Mandelöl als auch Bienenwachs eignen sich zum Rückfetten bei trockener und spröder Haut. Beide Grundstoffe besitzen nur einen milden Eigengeruch und sind im Allgemeinen hervorragend hautverträglich. Ylang-Ylang wirkt leicht entzündungshemmend und fördert die Regeneration der Haut.

Vorsicht!

Im Rahmen der empfohlenen Tagesdosierung sind keine negativen Auswirkungen zu erwarten.

Zutaten:

- 30 g Mandelöl oder Jojobaöl
- 10 g Bienenwachs
- 1 Tropfen ätherisches Ylang-Ylang-Öl

Zeitaufwand:
45 Minuten

ZUBEREITUNG

Das Öl und das Bienenwachs in einen Topf geben und vorsichtig erwärmen. Sobald das Bienenwachs geschmolzen ist, den Topf von der Wärmequelle nehmen und das ätherische Öl hinzugeben. Dann den Balsam immer wieder umrühren, bis die Masse vollständig abgekühlt ist, und in einen ca. 50 g fassenden Tiegel abfüllen.

Kurioses: Auf den Philippinen werden Ylang-Ylang-Blüten seit Jahrhunderten in Kokosöl gelegt und zur Haut- und Haarpflege benutzt.

TIPP

Man kann je nach geschmacklichen Vorlieben statt Ylang-Ylang- auch Citronell-, Vanille- oder Lavendelöl verwenden.

TAGESDOSIERUNG

Der Lippenbalsam kann bei spröden Lippen oder vorbeugend zur Pflege mehrmals täglich auf die Lippen aufgetragen werden.

HALTBARKEIT

Lichtgeschützt bei Raumtemperatur gelagert 1 Jahr

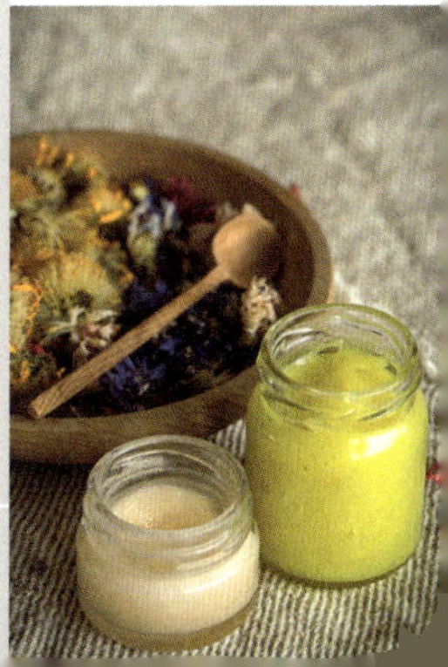

Wind- und Wetterbalsam

Warum hilft dieser Wind- und Wetterbalsam bei trockener Haut?

Sowohl Mandelöl als auch Bienenwachs eignen sich zum Rückfetten bei trockener und spröder Haut. Johanniskrautöl und Ringelblumenblüten wirken antimikrobiell, fördern die Regeneration der Hautzellen und reduzieren eventuell vorhandene Hautrötungen. Johanniskrautöl wirkt auch entzündungshemmend. Die Wind- und Wettersalbe eignet sich besonders für die Hände und die Gesichtshaut.

Vorsicht!

Es sind keine Einschränkungen bekannt.

Zutaten:

- 35 ml Mandelöl
- 10 ml Johanniskrautöl
- 1 EL Ringelblumenblüten
- 5 g Bienenwachs

Zeitaufwand:
30 Minuten plus
1 Nacht Stehzeit

ZUBEREITUNG

Alle Zutaten in einen Topf geben und erwärmen. Nicht zu heiß werden lassen, sonst frittiert das Öl die Blüten und zerstört ihre Inhaltsstoffe. Wenn das Bienenwachs geschmolzen ist, den Topf noch 10 Minuten bei niedriger Hitze auf dem Herd belassen. Über Nacht stehen lassen und am nächsten Tag nochmals erwärmen. Das entzieht den Ringelblumenblüten ihre Inhaltsstoffe. In flüssigem Zustand in einen Tiegel abfiltrieren.

Kurioses: Wenn man den Duft mag, kann man einen Teil des Mandelöls mit Kokosöl ersetzen. Aber Vorsicht, Kokosöl wirkt komedogen, das heißt, dass es die Bildung von Mitessern begünstigt. Wenn man zu unreiner Haut neigt, sollte man also besser darauf verzichten.

TIPP

Das Mischungsverhältnis von Öl zu Bienenwachs ist für die Konsistenz der Salbe entscheidend: je größer der Anteil an Bienenwachs, desto fester die Salbe. Das hier gewählte Verhältnis 9 : 1 führt zu einer eher weichen Salbe.

TAGESDOSIERUNG

2-mal täglich vorbeugend oder zur Behandlung trockener Hautstellen auftragen.

HALTBARKEIT

Lichtgeschützt bei Raumtemperatur gelagert 1 Jahr

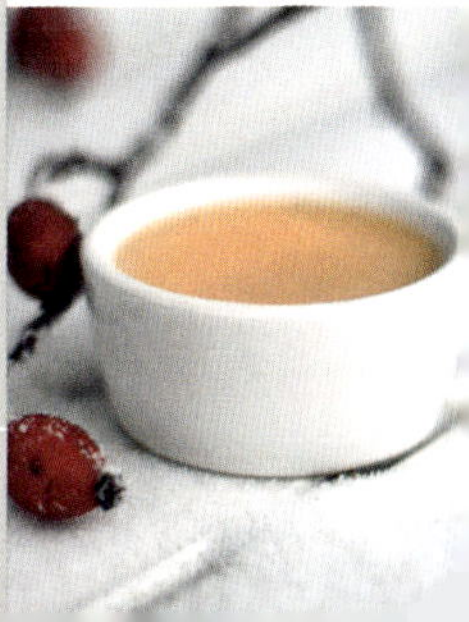

Meerrettichauszug gegen Altersflecken

Warum hilft Meerrettich bei Altersflecken?

Senfölglykosidhaltige Pflanzen wie Meerrettich und Brunnenkresse wurden in der Volksheilkunde bei Sommersprossen und Altersflecken verwendet. Bisher gibt es keine Forschungsergebnisse, die diese Anwendung wissenschaftlich erklären würden. Für eine tatsächliche Wirkung sprechen allerdings die jahrhundertelange Erfahrung und die weitverbreitete Anwendung in der europäischen Volksmedizin.

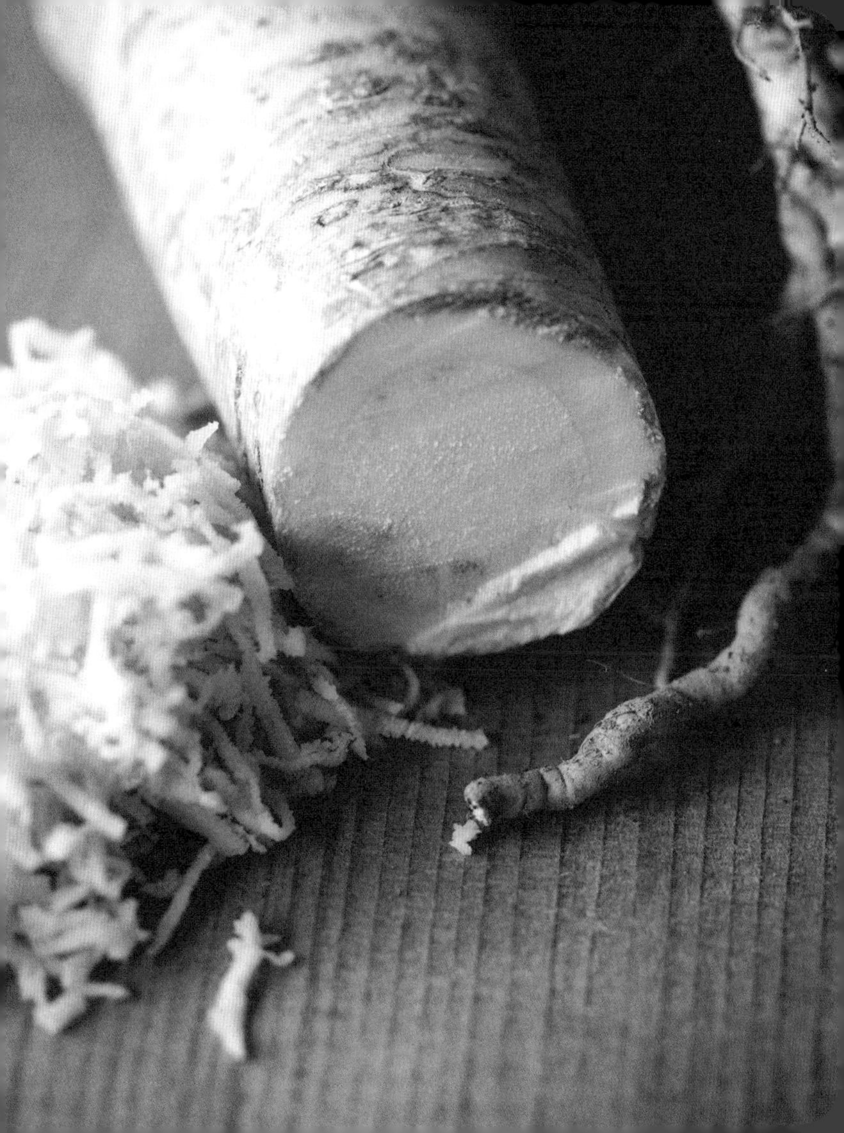

Vorsicht!

Meerrettich ist äußerlich im Allgemeinen gut verträglich, kann aber zusammen mit dem Essig zu leichten Hautreizungen und Kontaktallergien führen. Bei Neigung zu empfindlicher Haut sollten Sie anfangs nur eine kleine Menge auf die Haut auftragen, um die Verträglichkeit zu testen.

Zutaten:

- 30 g Meerrettichwurzel
- 100 ml Weinessig

ZUBEREITUNG

Den frisch geriebenen Meerrettich mit dem Essig übergießen und fest verschlossen für 2 Wochen an einen dunklen Ort stellen. In dieser Zeit immer wieder schütteln. Anschließend die gewonnene Lösung in eine saubere Flasche abfiltrieren.

TIPP

Verwenden Sie in den Sommermonaten einen Sonnenschutz mit einem hohen Lichtschutzfaktor. Altersflecken treten nämlich mit der Bräunung der Haut verstärkt in Erscheinung.

TAGESDOSIERUNG

1-mal täglich mit einem Wattebausch auf die betroffenen Hautstellen auftragen.

HALTBARKEIT

Lichtgeschützt bei Raumtemperatur gelagert 1 Jahr

Zeitaufwand:
20 Minuten plus
2 Wochen Ansatzzeit

Hier bekommt man die Zutaten: Meerrettich und Weinessig sind im Lebensmittelhandel erhältlich.

Kurioses: In der alpinen Volksmedizin wird neben dem Essigauszug auch der Milchauszug aus Meerrettich auf Sommersprossen, Pilzerkrankungen und Warzen aufgetragen.

Unreine Haut und Akne

>

BEI AKNE HANDELT ES SICH um eine meist hormonell bedingte Hauterkrankung, die maßgeblich durch ein zu fettes Hautbild und bakterielle Infektionsherde der betroffenen Hautstellen gekennzeichnet ist. Es gibt verschiedene Pflanzen und ätherische Öle, die bei Akne eine Besserung bringen können. Allen voran sind dies entzündungshemmende und antimikrobiell wirkende Heilpflanzen wie Kamille, Lavendel und Teebaum. Kamillenblüten können zusammen mit Salbeiblättern auch in Form von Gesichtsdampfbädern angewandt werden. Kompressen mit Heilerde können ebenfalls helfen. Eine sehr erfolgreiche Wirkung kann man daneben mit Propolis, entweder pur oder in Form einer Creme, erzielen.
Bei Akne sollte man auf Waschlösungen mit Seifen verzichten, weil diese selbst Akne fördern können. Stattdessen sollte man seifenfreie Waschgele verwenden und auf sehr fetthaltige Pflegeprodukte verzichten.

Wann sollten Sie unbedingt zum Arzt?

- bei mittelschweren und schweren Formen der Akne
- bei Pusteln, die plötzlich auftauchen und stark jucken
- bei Akne, die bei über 20-Jährigen auftritt
- bei sehr ausgeprägten, entzündlichen Pickeln
- bei der Entwicklung größerer Eiterherde
- bei Narben und Zerstörungen des umliegenden Gewebes
- wenn Akne bei Kindern auftritt
- wenn sich die Symptome trotz Behandlung innerhalb von 4 Wochen nicht maßgeblich bessern

Propoliscreme

Warum hilft Propolis bei Akne?

Propolis hat nachweislich antibakterielle, antivirale und pilzhemmende Eigenschaften. Es bremst das Wachstum diverser Bakterien, die für die entzündlichen Pusteln bei Akne verantwortlich sind, und verbessert das Hautbild. Zusätzlich wirkt Propolis wundheilungsfördernd, was die Regeneration der Haut beschleunigt.

Vorsicht!

Propolis kann bei empfindlichen Personen zu allergischen Hautreaktionen führen. Die Creme färbt die Haut kurzfristig gelblich. Tragen Sie sie deshalb abends auf und lassen Sie sie mindestens 15 Minuten einwirken, bevor Sie sich schlafen legen. Propolisflecken lassen sich kaum noch aus Textilien entfernen!

Zutaten:

- 40 g Propolistinktur (mind. 10 % Propolis)
- 60 g Doritin (oder *Unguentum emulsificans aquosum*)

ZUBEREITUNG

Das Doritin in eine kleine Rührschüssel geben. Das Propolis langsam mit einem Pistill oder einem kleinen Rührlöffel in die Masse einrühren. Sobald alles gut vermischt ist und die Flüssigkeit vollständig in die Masse aufgenommen wurde, die gewonnene Creme in einen kleinen Tiegel abfüllen.

TIPP

Die Propolistinktur kann man auch selbst herstellen. Hierzu je nach gewünschter Konzentration 10 bis 30 g Propolis in 100 ml Weingeist (96%iger Alkohol) lösen. In Doritin lassen sich Flüssigkeiten (auch Tinkturen) sehr gut einarbeiten, daher eignet sich diese Grundlage auch für die Herstellung anderer Heil- und Hautcremes.

TAGESDOSIERUNG

1- bis 2-mal täglich auftragen. Ein Erfolg stellt sich meist nach 2 Wochen ein.

HALTBARKEIT

Lichtgeschützt bei Raumtemperatur gelagert 6 Monate

Zeitaufwand: 20 Minuten

Hier bekommt man die Zutaten: Doritin und Propolis sind über Apotheken erhältlich.

Kurioses: Propolis wird auch „Bienenharz" genannt. Bienen kleiden damit unter anderem ihre Fluglöcher aus und hindern so auch Krankheitserreger am Eindringen in den Bienenstock.

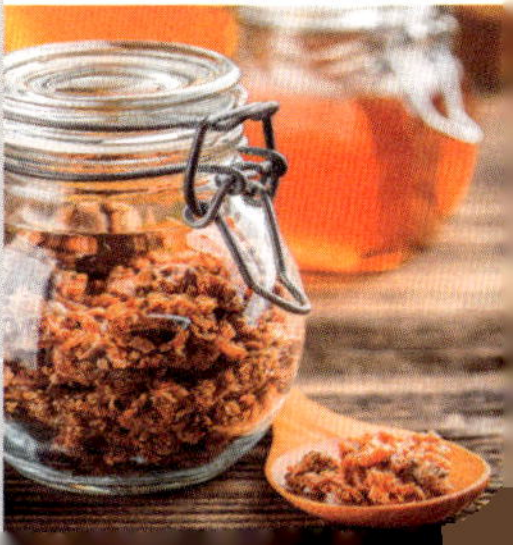

Gesichtswasser

Warum hilft dieses Gesichtswasser bei Akne?

Das ätherische Öl der Kamillenblüten wirkt antibakteriell und entzündungshemmend. Dadurch eignet sich Kamille bei infektiösen Hautkrankheiten wie Akne hervorragend. Teebaumöl wirkt sehr breit antimikrobiell und bremst nicht nur das Wachstum einer Vielzahl von Bakterienstämmen, sondern wirkt auch antiviral und pilzhemmend. Das Lavendelöl besitzt ebenfalls antimikrobielle Eigenschaften, ist durchblutungsfördernd und sehr gut hautverträglich.

Vorsicht!

Im Rahmen der empfohlenen Tagesdosierung sind keine Einschränkungen bekannt. Bei einer bestehenden Allergie gegen Korbblütler sollte man allerdings auf die Kamillenblüten verzichten.

Zutaten:

- 5 g Kamillenblüten
- 20 Tropfen ätherisches Lavendelöl
- 20 Tropfen ätherisches Teebaumöl
- 200 ml 30%iger Alkohol

Zeitaufwand:
15 Minuten plus
2 Wochen Ansatzzeit

ZUBEREITUNG

Die Kamillenblüten mit dem Alkohol übergießen und für 2 Wochen an einen dunklen Ort stellen. In dieser Zeit das Gefäß immer wieder schütteln. Dann die Lösung abfiltrieren und in ein sauberes Gefäß abfüllen. Am Schluss die ätherischen Öle in die gewonnene Lösung tropfen und schütteln.

TIPP

Das Lavendelöl kann auch 1-mal täglich direkt mit einem Wattestäbchen auf die Pusteln aufgetragen werden.

TAGESDOSIERUNG

2-mal täglich nach der Gesichtsreinigung mit einem Wattebausch auf die betroffenen Hautstellen auftragen.

HALTBARKEIT

Lichtgeschützt bei Raumtemperatur gelagert 6 Monate

Kurioses: Lavendel- und Teebaumöl wurden während der Weltkriege wegen ihrer weitreichenden antimikrobiellen Wirkung sogar zur Wundbehandlung in den Lazaretten benutzt. Während des Zweiten Weltkrieges gehörte ein Fläschchen Teebaumöl zum Notfallgepäck jedes australischen Soldaten.

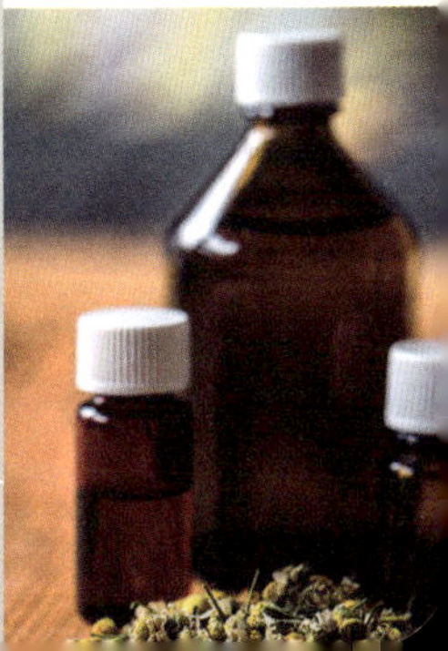

Kleinere Wunden und leichte Verbrennungen

>

IN DER VOLKSMEDIZIN gab es früher eine Vielzahl an Heilpflanzen, auf die man bei Wunden und Verletzungen zurückgriff. Zum Blutstillen wurden unter anderem Schafgarbe und Hirtentäschel, zum Desinfizieren Arnikatinktur verwendet. Auch wenn den genannten Heilpflanzen tatsächliche Wirkungen in diesen Bereichen zugeschrieben werden konnten, hing ihre Verwendung wohl auch damit zusammen, dass man keine anderen Mittel zur Verfügung hatte. Heute leben wir glücklicherweise in einer Zeit, in der moderne Desinfektionsmittel und eine adäquate Versorgung auch bei größeren Wunden eine problemlose Heilung ermöglichen.

Selbst behandeln sollte man im Sinne einer modernen Kräuterkunde jedenfalls nur bereits geschlossene, kleinere Wunden. Allen voran ist es hier die Ringelblumensalbe, die die Wundheilung unterstützt und das Eindringen von Viren und Bakterien verhindert.

Auch bei Verbrennungen und Sonnenbrand ist die Anwendung von Heilpflanzen nur bei Verbrennungen ersten Grades (Rötung, leichte Schwellung, intakte Haut) sinnvoll.

Wann sollten Sie unbedingt zum Arzt?

- bei größeren oder tieferen Wunden
- bei stark blutenden Wunden
- bei Wundliegen
- bei fehlender Tetanusimpfung
- bei eitrigen Wunden
- bei großflächigen Verbrennungen oder Sonnenbrand
- bei Sonnenbrand und gleichzeitig auftretender Übelkeit und Kopfschmerzen
- bei Verbrennungen mit Bläschenbildung oder Hautablösung
- wenn gleichzeitig Fieber oder Lymphknotenschwellungen auftreten

Ringelblumensalbe

Warum hilft Ringelblumensalbe bei wunder Haut?

Dem Ringelblumenextrakt werden entzündungshemmende und wundheilungsfördernde Eigenschaften zugeschrieben. Die Salbe eignet sich bei leichten Hautentzündungen und kleinen Wunden. Im klinischen Bereich hat sich die Ringelblumensalbe auch bei schlecht heilenden Wunden wie beim offenen Bein *(Ulcus cruris)* in der Anfangsphase bewährt. Dabei kann die Salbe unter ärztlicher Aufsicht an den Wundrändern aufgetragen werden.

Vorsicht!

Ringelblumenzubereitungen sind sehr gut verträglich, einzig bei einer Allergie gegen Korbblütler sollte auf Ringelblume verzichtet werden.

Zutaten:

- 90 g Olivenöl (alternativ auch Mandel- oder Jojobaöl)
- 10 g Bienenwachs
- 1 Handvoll Ringelblumenblüten

Zeitaufwand:
30 Minuten plus
1 Nacht Abkühlzeit

Kurioses: Die Ringelblume eignet sich zur kurzfristigen Wettervorhersage. Bei fallendem Luftdruck, der Regen ankündigt, schließen sich die Knospen.

ZUBEREITUNG

Das Öl in einem Topf leicht erwärmen. Das Bienenwachs und die Ringelblumenblüten dazugeben und das Ganze für ca. 10 Minuten auf der Wärmequelle lassen. Das Öl darf nicht zu heiß werden (ca. 80 °C), sonst werden die Blüten frittiert und die Inhaltsstoffe zerstört. Den Topf von der Wärmequelle nehmen und über Nacht stehen lassen. Am nächsten Tag wieder leicht erwärmen, sodass die Salbe flüssig wird. Im noch flüssigen Zustand in einen Tiegel abfiltrieren.

TIPP

Diese Salbe kann man mit getrockneten oder frischen Ringelblumenblüten herstellen.

TAGESDOSIERUNG

Bei kleineren Wunden und leichten Verbrennungen 2- bis 3-mal täglich auf die wunden oder irritierten Hautstellen auftragen.

HALTBARKEIT

Lichtgeschützt bei Raumtemperatur gelagert 1 Jahr

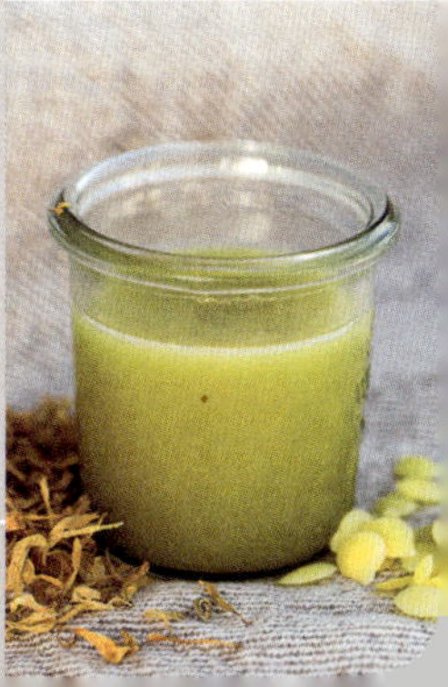

Aloe-vera-Gel

Warum hilft Aloe vera bei leichten Verbrennungen?

Der Saft der Aloe vera beschleunigt die Hautregeneration, spendet Feuchtigkeit, kühlt und lindert dadurch leichte Schmerzen und Juckreiz. Deshalb gehört die Pflanze in der traditionellen Medizin, beispielsweise in Mittelamerika, zu den meistgebrauchten Wundheilmitteln. Man kann sie bei Insektenstichen, leichten Verbrennungen und auch Sonnenbrand einsetzen.

Vorsicht!

Bei empfindlichen Personen kann Aloe allergische Hautreaktionen verursachen. Tragen Sie deshalb das Gel zuerst nur an einer kleinen Stelle auf, um die Verträglichkeit zu testen.

Zutaten:

- 1 Aloe-vera-Blatt

ZUBEREITUNG

Ein Blatt der Aloe-vera-Pflanze mit einem Messer oder einer Schere abschneiden, die äußere harte Schicht entfernen. Auf diese Weise gelangt man an die gelartige Masse im Inneren der Blätter. Dieses kühlende Gel auf die geröteten und irritierten Stellen auftragen.

TIPP

Aloe-vera-Pflanzen (auch *Aloe barbadensis*) sind äußerst pflegeleicht und gedeihen am besten im direkten Sonnenlicht und bei sporadischen Wassergaben. Eine Aloe-Pflanze am Fensterbrett erweitert ohne jeden weiteren Aufwand die pflanzliche Hausapotheke.

TAGESDOSIERUNG

Bei leichten Verbrennungen, leichtem Sonnenbrand und Insektenstichen mehrmals täglich auftragen.

HALTBARKEIT

Ein abgeschnittenes Blatt ist im Kühlschrank 1 Tag haltbar.

Zeitaufwand:
5 Minuten

Wo bekommen Sie die Zutaten:
Aloe-vera-Pflanzen bekommt man in Gartenmärkten und im Blumenhandel.

Kurioses: Die NASA listet Aloe vera als eine der luftverbessernden Pflanzen: Sie absorbiert neben Kohlenstoffdioxid auch Formaldehyd und Benzol und wandelt diese in Sauerstoff um. So reinigt sie die Luft in Innenräumen.

Insektenstiche

>

DIE VOLKSHEILKUNDE kennt mehrere Heilpflanzen, die Juckreiz und Schwellungen nach harmlosen Insektenstichen lindern sollten. Allen voran wurde früher ein frisches Spitzwegerichblatt etwas zerdrückt und sein Saft auf kleinere Stiche aufgetragen oder das Blatt direkt auf die Stelle aufgebunden. Der kühlende und wundheilungsfördernde Saft dieses Blattes bringt sehr rasch Besserung. Eine sichere Alternative stellt Lavendelöl mit seinen antimikrobiellen und ebenfalls kühlenden Effekten dar.

Wann sollten Sie unbedingt zum Arzt?

- bei Insektenstichen im Mund- oder Rachenraum
- bei mehreren Bienen- oder Wespenstichen
- bei infizierten und eitrigen Insektenstichen
- bei Zeckenbissen
- bei Unwohlsein, größeren Schwellungen, Niesreiz, Fieber, Kreislaufproblemen oder Atemnot
- bei anderen allergischen Reaktionen

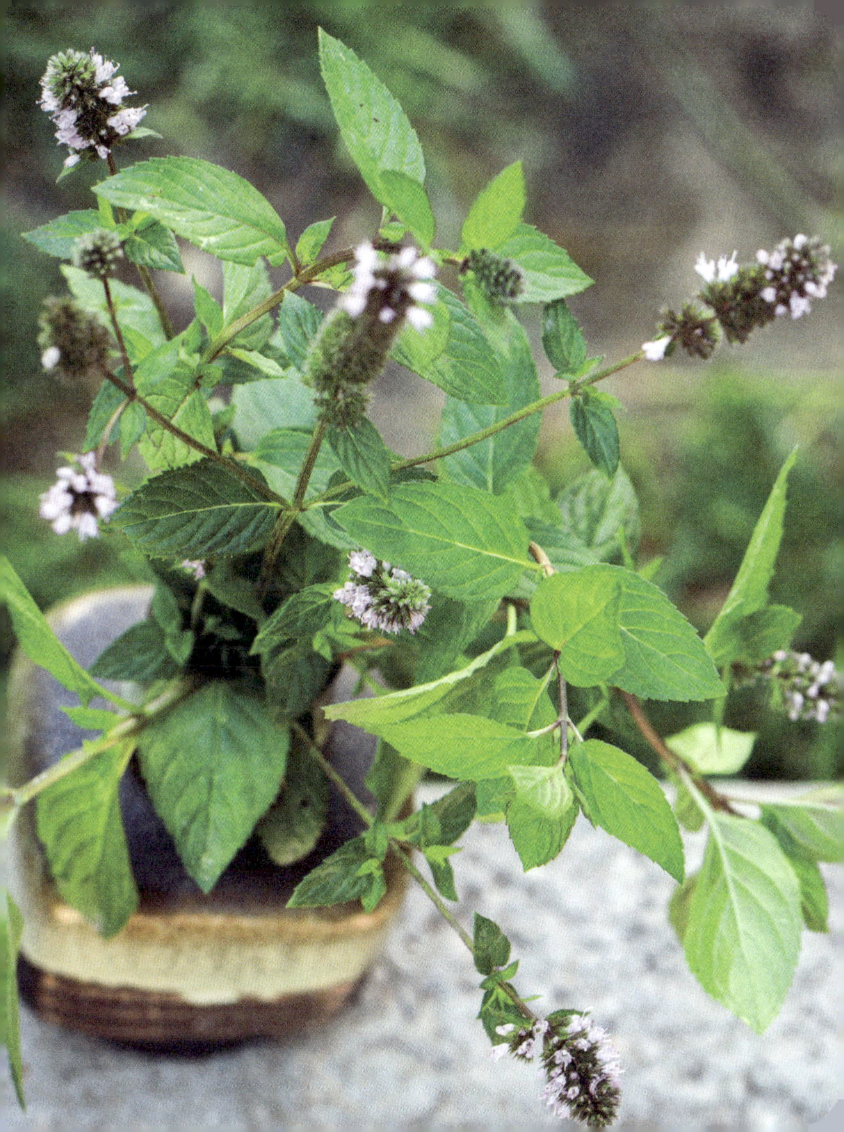

Pfefferminz-Roll-On

Warum hilft dieser Roll-On bei Juckreiz?

Das ätherische Öl der Pfefferminze enthält Menthol. Menthol wirkt auf der Haut kühlend und leicht betäubend. Der Alkohol erzeugt beim Verdampfen eine Verdunstungskälte, die zusätzlich für einen kühlenden Effekt sorgt. Juckende Mückenstiche können auf diese Weise schnell beruhigt werden.

Vorsicht!

Die Lösung sollte nur auf intakter Haut, also nicht auf aufgekratzten Insektenstichen aufgetragen werden. Menthol kann bei Säuglingen und Kleinkindern zum Kratschmer-Reflex mit Atemstillstand führen, deshalb darf Pfefferminzöl auf keinen Fall bei diesen verwendet werden.

Zutaten:

- 4 Tropfen ätherisches Pfefferminzöl
- 10 ml 96%iger Alkohol

ZUBEREITUNG

Das ätherische Pfefferminzöl in die alkoholische Lösung tropfen, alles gut durchmischen und am besten in eine Tropfflasche oder ein Roll-On-Fläschchen abfüllen.

TIPP

Da Menthol in zahlreichen anderen Minzarten fehlt oder, wie bei Spearmint, nur in Spuren vorhanden ist, muss man darauf achten, dass es sich um Pfefferminzöl *(Mentha piperita)* handelt.

TAGESDOSIERUNG

Mehrmals täglich auf die betroffenen Stellen auftragen.

HALTBARKEIT

Lichtgeschützt bei Raumtemperatur gelagert 6 Monate

Zeitaufwand:
10 Minuten

Kurioses: Diese Lösung eignet sich auch bei Spannungskopfschmerzen, allerdings muss sie dann in einem anderen Verhältnis hergestellt werden: Einfach 20 Tropfen des ätherischen Pfefferminzöls in 10 ml 96%igem Alkohol lösen.

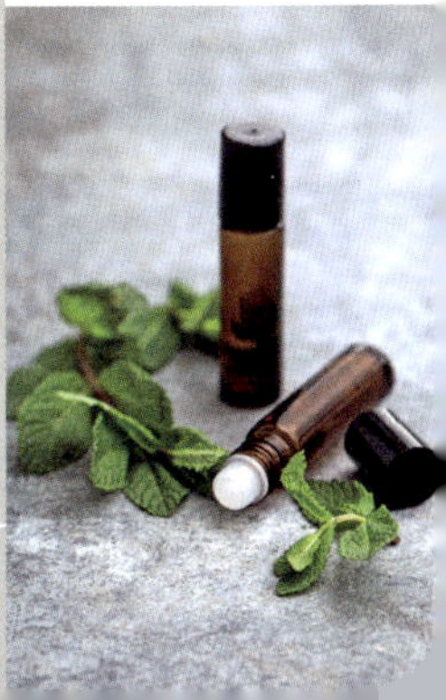

Lavendelgel

Warum hilft Lavendel bei Insektenstichen?

Das ätherische Lavendelöl wirkt kühlend, leicht entzündungshemmend und verhindert durch seine keimtötende Wirkung eine Infektion der Stichstelle. Es mindert auch den Juckreiz und dadurch die Gefahr, dass die betroffene Stelle durch Kratzen zusätzlich gereizt wird.

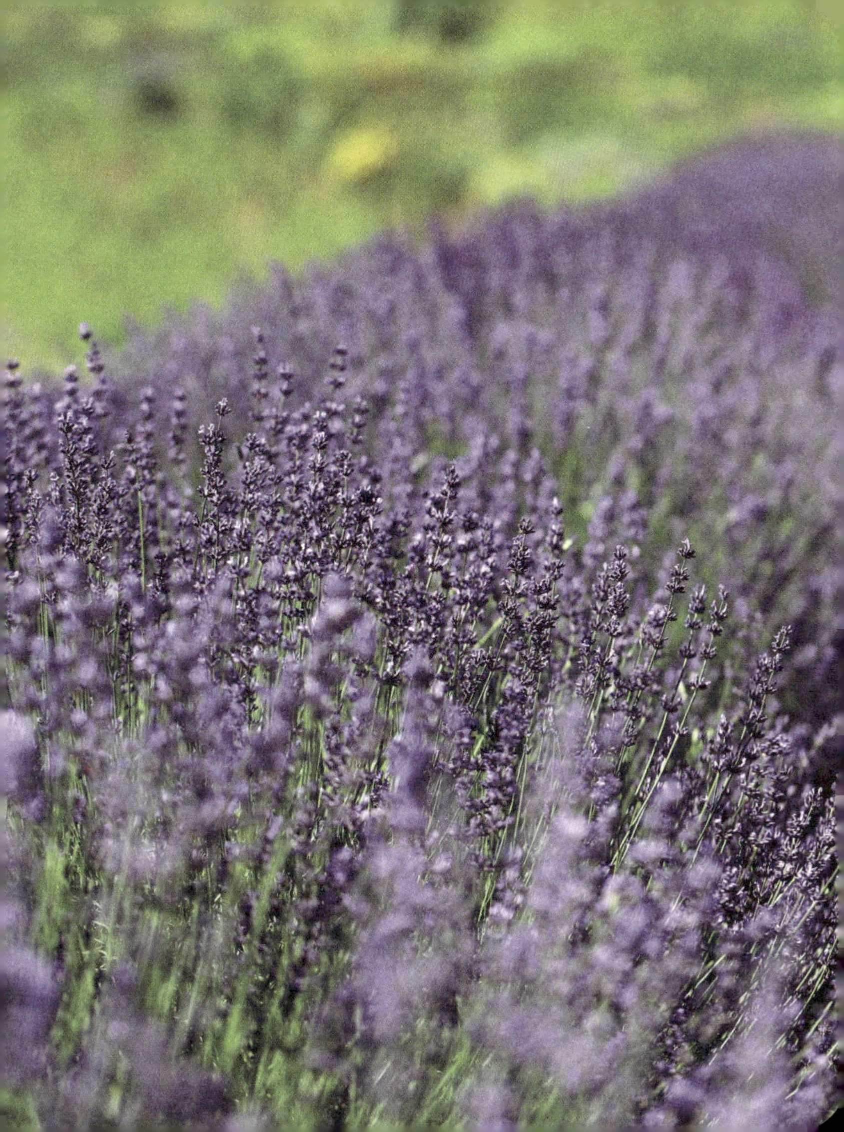

Vorsicht!

Lavendelöl ist eines der wenigen ätherischen Öle, das auch unverdünnt auf die Haut aufgetragen werden kann. Allerdings darf man es nicht in der Nähe der Augen verwenden. Kolloidale Kieselsäure ist ein sehr feines, staubiges Pulver, mit dem man vorsichtig arbeiten sollte, um nicht zu viel Staub zu erzeugen. Sobald das ätherische Öl abgetrocknet ist, bleibt ein weißer Schleier auf der Haut zurück. Dieser lässt sich mit Wasser leicht abwaschen.

Zutaten:

- 10 ml ätherisches Lavendelöl
- ca. 1 g kolloidale Kieselsäure (hochdisperses Siliziumdioxid)

ZUBEREITUNG

Das Lavendelöl in einen kleinen Mörser oder eine kleine Rührschüssel geben und langsam mit der kolloidalen Kieselsäure vermischen. Sobald alles gut durchmischt ist, bildet sich das Gel und kann in einen Tiegel abgefüllt werden.

TIPP

Man kann auch einen Tropfen Lavendelöl direkt auf den Insektenstich geben. Aufgrund seiner antibakteriellen und wundheilungsfördernden Wirkung eignet es sich auch bei kleineren Hautverletzungen, Akne und leichten Entzündungen. Es entspannt und beruhigt, wodurch es, verdünnt mit etwas Mandelöl, auch als Massageöl bei Unruhe, Stress und Schlafproblemen zu empfehlen ist.

TAGESDOSIERUNG

3- bis 4-mal täglich auf die betroffene Stelle auftragen.

HALTBARKEIT

Lichtgeschützt bei Raumtemperatur gelagert 6 Monate

Zeitaufwand: 10 Minuten

Hier bekommt man die Zutaten: Kolloidale Kieselsäure ist über Apotheken erhältlich. Lavendelöl ist auch in gut sortierten Drogerien, Bioläden oder Reformhäusern erhältlich.

Kurioses: Lavendel eignet sich auch als insektenabwehrendes Mittel (besonders Speiklavendel) – sowohl gegen Stechmücken als auch gegen Motten.

Arnikatinktur

Warum hilft Arnika bei Insektenstichen?

Arnika wirkt entzündungshemmend und die Tinktur leicht kühlend. Der Juckreiz lässt nach und die Schwellung geht zurück.

Vorsicht!

Arnika darf nur äußerlich und nicht auf geschädigte Haut aufgetragen werden. Bei einer Allergie gegen Korbblütler sollte man auf Arnika verzichten.

Zutaten:

- 10 g getrocknete Arnikablüten
- 100 g 40%iger Alkohol

Zeitaufwand:
10 Minuten plus
2 Wochen Ansatzzeit

ZUBEREITUNG

Die Arnikablüten in eine Flasche füllen und mit dem Alkohol übergießen. Für 2 Wochen an einen dunklen Ort stellen und regelmäßig schütteln. Dann in eine saubere Flasche abfiltrieren.

TIPP

Statt der Arnikatinktur kann man bei Insektenstichen auch Arnikagel verwenden (siehe S. 94).

TAGESDOSIERUNG

2- bis 3-mal täglich auf den Insektenstich auftragen.

HALTBARKEIT

Lichtgeschützt bei Raumtemperatur gelagert 1 Jahr

Kurioses: Im Alpenraum verbrennt man Arnika oft bei Gewittern, weil sie Blitzschläge abhalten soll. Deswegen wird sie auch „Donnerblume“ genannt.

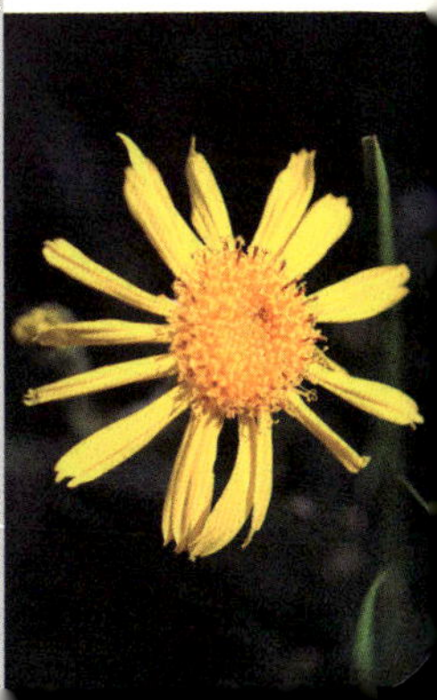

Ekzeme, Juckreiz und trockene Haut

>

BEI EKZEMEN HANDELT ES SICH um eine entzündliche Erkrankung der Haut mit ausgeprägtem Juckreiz. Grundsätzlich werden zwei verschiedene Arten unterschieden: Das nässende Ekzem ist ein akutes Ekzem, das sich durch rötliche Herde und eine Neigung zu Krustenbildung auszeichnet. Das chronische Ekzem ist dagegen ein trockenes Ekzem mit teilweise verdickter Haut.

Für die Behandlung eignen sich vor allem Johanniskraut, Ringelblume, Nachtkerze, Kamille und Eichenrinde, aber auch weniger bekannte Heilpflanzen wie das Stiefmütterchen oder die Blätter des Walnussbaums.

Da es diverse Ursachen und Ausprägungen von Ekzemen gibt, sollte man diese ärztlich abklären lassen.

Wann sollten Sie unbedingt zum Arzt?

- bei unbekannter Ursache
- bei einem großflächigen Ekzem
- wenn zusätzlich zum Juckreiz die Haut auch überwärmt ist (Hinweis auf eine Infektion)
- wenn die Beschwerden trotz Behandlung innerhalb von 7 Tagen nicht verschwinden
- wenn sich die Hautveränderungen vergrößern
- bei großflächigem Juckreiz oder Hautreaktionen
- bei Leber- und Nierenerkrankungen oder Diabetes

Johanniskrautölsalbe

Warum hilft Johanniskrautöl bei Wunden und trockenen Ekzemen?

Johanniskrautöl wirkt durchblutungsfördernd, entzündungshemmend, leicht schmerzstillend, antimikrobiell und macht die Haut unempfindlicher gegenüber Reizungen. Das macht dieses Öl zu einem der bedeutendsten wundheilungsfördernden und regenerierenden Mittel der Pflanzenheilkunde. Gleichzeitig fetten das Öl und das Bienenwachs die Haut und vermindern dadurch Reizungen.

Vorsicht!

Im Rahmen der empfohlenen Tagesdosierung sind keine Einschränkungen bekannt.

Zutaten:

- 45 g Johanniskrautöl (siehe S. 60)
- 5 g Bienenwachs

Zeitaufwand:
30 Minuten

ZUBEREITUNG

Das Johanniskrautöl in einem Topf zusammen mit dem Bienenwachs etwas erwärmen. Sobald sich das Bienenwachs vollständig verflüssigt hat, den Topf von der Wärmequelle nehmen und die Salbe kalt rühren. Wenn sie fest wird, in Tiegel abfüllen.

TIPP

Johanniskrautölsalbe eignet sich auch bei Nervenschmerzen, Gürtelrose, leichten Hautrötungen, leichten Verbrennungen und als Wundsalbe bei kleineren Verletzungen. Vor allem bei strapazierter Haut, die zu Wunden neigt (z. B. Altershaut), können Johanniskrautöl und die daraus gewonnene Salbe auch prophylaktisch eingesetzt werden, um Wundliegen zu verhindern.

TAGESDOSIERUNG

Die Salbe 2- bis 3-mal täglich auf die betroffene Hautstelle auftragen.

HALTBARKEIT

Lichtgeschützt bei Raumtemperatur gelagert 6 Monate

Kurioses: Johanniskraut blüht je nach Höhenlage und Witterungsverhältnissen meist in den Tagen um die Sommersonnenwende und spielte in vorchristlicher Zeit im Rahmen von kultischen Ritualen eine Rolle. Im Christentum wurde die kultische Komponente mit dem Gedenktag von Johannes dem Täufer (24. Juni) in Verbindung gebracht. So kam das Johanniskraut zu seinem Namen.

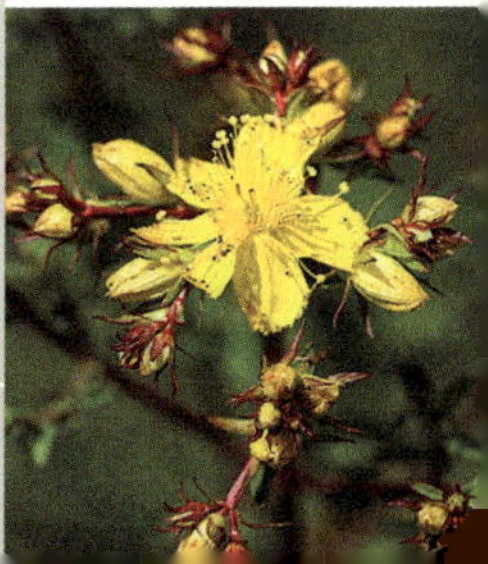

Umschlag bei nässendem Ekzem

Warum hilft dieser Umschlag bei Ekzemen?

Walnussblätter enthalten ebenso wie Eichenrinde Gerbstoffe. Sie reagieren mit Proteinen der Haut und bilden mit diesen Komplexe. Dadurch entsteht eine Schutzschicht, die die Haut unempfindlicher gegenüber Reizungen macht und eine Regeneration begünstigt. Außerdem reduzieren Walnussblätter Juckreiz, wirken Entzündungen entgegen und das ebenfalls in ihnen enthaltene ätherische Öl hemmt diverse Pilze und Bakterien in ihrer Entwicklung. Stiefmütterchenkraut enthält Salicylsäure und

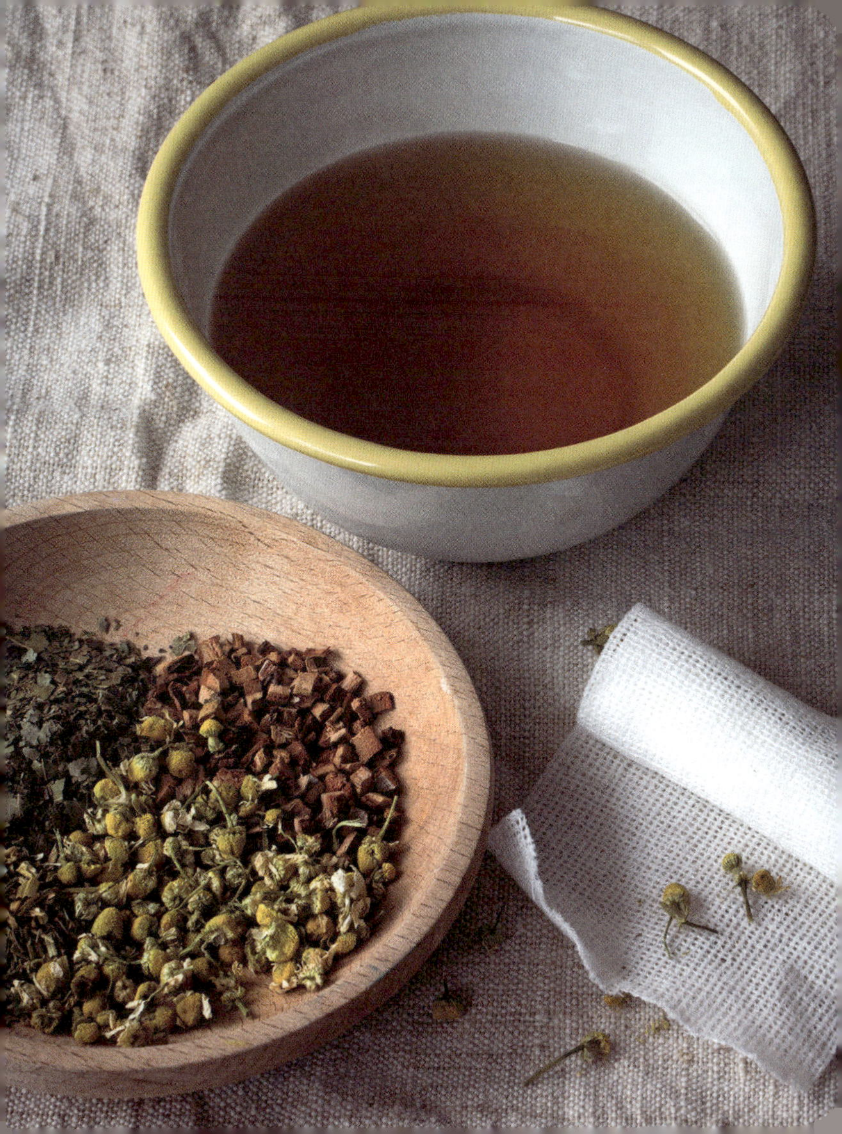

Schleimstoffe, lindert dadurch Reize und hemmt Entzündungen. Kamille wiederum wirkt wundheilungsfördernd, antimikrobiell und hautberuhigend.

Vorsicht!

Bei einer Allergie gegen Korbblütler sollte man auf Kamillenblüten verzichten. Eine Anwendung darf nur bei kleinflächigen Ekzemen erfolgen.

Zutaten:

- 30 g Walnussblätter
- 30 g Stiefmütterchenkraut
- 20 g Eichenrinde
- 20 g Kamillenblüten

ZUBEREITUNG

Die grob zerkleinerten Bestandteile in eine Schüssel geben, gut vermischen und in lichtgeschützte Teebeutel oder Teedosen abfüllen. Bei Bedarf 2 Esslöffel der Mischung in 150 ml Wasser einige Minuten aufkochen und 15 Minuten ziehen lassen.

TIPP

Die Teemischung kann, ohne die Eichenrinde, bei entzündlichen Hauterkrankungen auch getrunken werden. Bei akuten Ekzemen sollte man heiße Bäder und alkalische Seifen meiden und darauf achten, die Haut mit Lotionen und Hautölen gut rückzufetten.

TAGESDOSIERUNG

Die Teemischung 4- bis 5-mal täglich als Umschlag verwenden: Ein Stück Stoff mit der Abkochung tränken und lauwarm 30 Minuten auf die betroffene Stelle auflegen. So oft durchführen, bis das Ekzem getrocknet ist.

HALTBARKEIT

Lichtgeschützt bei Raumtemperatur gelagert 1 Jahr

Zeitaufwand: 45 Minuten

Kurioses: In der Volksheilkunde werden Teeaufgüsse von Stiefmütterchenkraut auch als Waschung zum Ablösen von Milchschorf bei Kindern verwendet.

Lippenherpes

>

BEI DER BEHANDLUNG VON LIPPENHERPES (auch „Fieberblasen") offenbart Melisse bisher die stärksten Effekte. Hinweise auf eine günstige antivirale Wirkung zeigt auch die Rhabarberwurzel. In der Abheilungsphase können daneben auch Eichenrindenabkochungen, Johanniskrautöl und Zubereitungen aus Kamillenblüten die Heilung beschleunigen.

Fieberblasen sind nicht nur ein kosmetisches Problem. Gerade bei Säuglingen können sie zu einer lebensgefährlichen Enzephalitis (Gehirnentzündung) führen. Auch die Übertragung ins Auge kann schwerwiegende Folgen haben, weshalb beim Auftragen von Fieberblasencremes oder -gelen sehr hygienisch vorgegangen werden muss.

Auch für die Gürtelrose ist ein Herpesvirus (das Varicella-Zoster-Virus) verantwortlich. Die Behandlung der Gürtelrose gehört allerdings in ärztliche Hände. Unterstützend zu der jeweiligen Therapie kann aber Johanniskrautöl sehr sinnvoll sein, um die die Schmerzhaftigkeit der Hautläsionen zu mildern. Es reduziert die mit Gürtelrose einhergehende Nervenentzündung und lindert dadurch Schmerzen.

Wann sollten Sie unbedingt zum Arzt?

- bei schwerem Verlauf
- bei großflächigem Befall
- wenn Bläschen außerhalb der Lippe auftreten
- bei gleichzeitig auftretendem Fieber
- bei Infektionen der Augen
- bei geschwächtem Immunsystem
- bei eitrigen Hautstellen
- wenn die Fieberblasen bei Säuglingen und Kleinkindern auftreten
- während der Schwangerschaft und Stillzeit

Johanniskrautöl

Warum hilft Johanniskrautöl bei Lippenherpes?

Johanniskrautöl wirkt durchblutungsfördernd, leicht schmerzlindernd, antiviral und antibakteriell. Dementsprechend wird Johanniskrautöl in der Volksheilkunde seit Jahrhunderten bei Lippenherpes und Gürtelrose, leichten Nervenschmerzen, kleineren Wunden und trockenen Ekzemen eingesetzt.

Vorsicht!

Im Rahmen der empfohlenen Tagesdosierung sind keine Einschränkungen bekannt.

Zutaten:

- 1 Handvoll frische Johanniskrautblüten
- 250 ml Olivenöl

ZUBEREITUNG

Die frischen Blüten leicht zerdrücken, eine leere Flasche zu zwei Dritteln damit befüllen und das Olivenöl darübergießen. Im Gegensatz zu den meisten anderen Kräuterölen und -tinkturen stellt man die verschlossene Flasche für etwa 2 Wochen (Flasche immer wieder schütteln!) in die Sonne oder den Halbschatten. In dieser Zeit färbt sich das Öl rot. Dann das Öl in eine saubere Flasche abfüllen.

TIPP

Man kann dieses Öl auch in einem zweiten Durchgang nochmals mit frischen Blüten ansetzen, um definitiv eine tiefrote Färbung zu erhalten. Die rote Färbung ist nämlich wichtig, weil die roten Farbstoffe (Hypericin) einen Teil der Wirkung ausmachen.

TAGESDOSIERUNG

Auf Ekzeme, Fieberblasen, kleinere Wunden und bei Gürtelrose 2- bis 3-mal täglich, am besten als Umschlag, auftragen.

HALTBARKEIT

Lichtgeschützt bei Raumtemperatur gelagert 6 Monate

Zeitaufwand:
15 Minuten plus
2 Wochen Ansatzzeit

Hier bekommt man die Zutaten:
Johanniskrautblüten muss man im Juni und Juli sammeln. Ansonsten ist Johanniskrautöl in Apotheken erhältlich.

Kurioses: Früher setzte man Johanniskraut auch bei Ohrenschmerzen ein. Man erwärmte das Öl leicht, tropfte es auf ein Stück Watte und steckte sich dieses in das schmerzende Ohr.

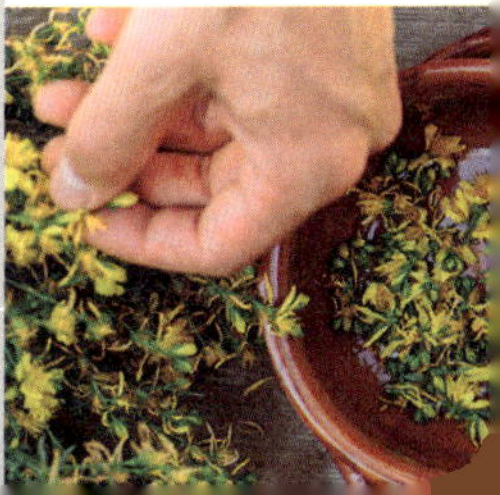

Melissenauszug

Warum hilft Melisse bei Lippenherpes?

Der wässrige Auszug der Melisse hemmt die Vermehrung der Herpesviren. Positiv wirken sich auch die in der Melisse enthaltenen Gerbstoffe aus: Sie reduzieren Reizungen und fördern die schnellere Abheilung.

Vorsicht!

Bei bestimmungsgemäßem Gebrauch gibt es keine Einschränkungen.

Zutaten:

- 5 g getrocknete Melissenblätter
- 100 ml 25%iger Alkohol

ZUBEREITUNG

Die Melissenblätter in ein mindestens 200 ml fassendes Gefäß geben und mit dem Alkohol übergießen. 2 Wochen stehen lassen. In dieser Zeit immer wieder schütteln. Dann abfiltrieren und in Flaschen füllen.

TIPP

Der Melissenauszug kann – verdünnt mit etwas Wasser – bei nervösem Magen oder Blähungen wegen der entkrampfenden und entspannenden Wirkung auch innerlich eingenommen werden.

TAGESDOSIERUNG

3- bis 4-mal täglich mit einem Wattestäbchen auf die betroffene Stelle auftragen.

HALTBARKEIT

Lichtgeschützt bei Raumtemperatur gelagert 6 Monate

Zeitaufwand:
10 Minuten plus
2 Wochen Ansatzzeit

Kurioses: Der Name „Melisse" ist auf das griechische Wort für Honigbiene (Melitta) zurückzuführen. Die Pflanze wird häufig als Bienenweide angebaut. Volkstümliche Namen wie „Bienenkraut" oder „Hennigpluime" sind teilweise bis heute gebräuchlich.

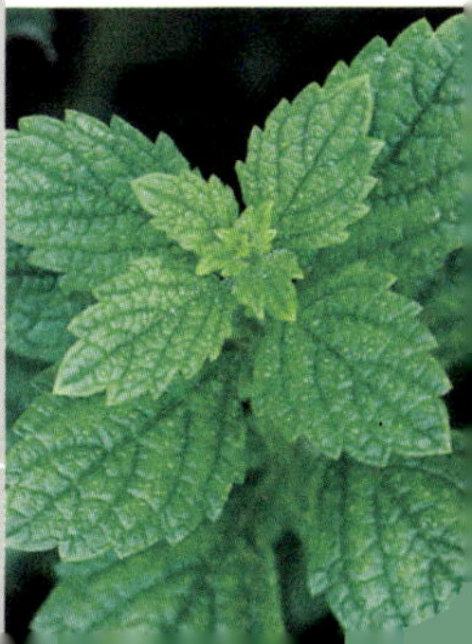

Melissengel

Warum hilft Melisse bei Lippenherpes?

Der wässrige Auszug der Melisse hemmt die Vermehrung der Herpesviren, reduziert Reizungen und fördert eine schnelle Abheilung. Eine Weiterentwicklung des Auszugs zu einem Gel macht Sinn, weil man durch die festere Konsistenz eine größere Menge auf die betroffene Stelle auftragen kann.

Vorsicht!

Das Gel darf nur äußerlich aufgetragen werden.

Zutaten:

- 0,2 g Carbopol 940
- 25 g Melissenauszug (siehe S. 62)
- 0,3 g Trometamol

ZUBEREITUNG

Das Carbopol und ca. 5 g des Melissenauszugs in eine kleine Rührschüssel oder einen Mörser geben und mit einem Pistill verrühren, sodass eine homogene Mischung entsteht. Dann den restlichen Melissenauszug hinzugeben und nochmals kräftig mit dem Pistill vermischen. Anschließend das Trometamol in die Mischung streuen und unterrühren. Darauf bildet sich in spätestens 5 Minuten das Gel, das dann in einen kleinen Tiegel oder in eine Tube abgefüllt werden kann.

TIPP

Mit einem Wattestäbchen auftragen, um das Herpesvirus nicht auf andere Körperstellen zu übertragen.

TAGESDOSIERUNG

3- bis 4-mal täglich auf die betroffene Stelle auftragen.

HALTBARKEIT

Im Kühlschrank gelagert 6 Monate

Zeitaufwand: 20 Minuten

Hier bekommt man die Zutaten: Carbopol und Trometamol ist über Apotheken erhältlich.

Kurioses: In den letzten Jahren wurde nachgewiesen, dass auch die Rhabarberwurzel spezifisch gegen das Fieberblasenvirus wirkt.

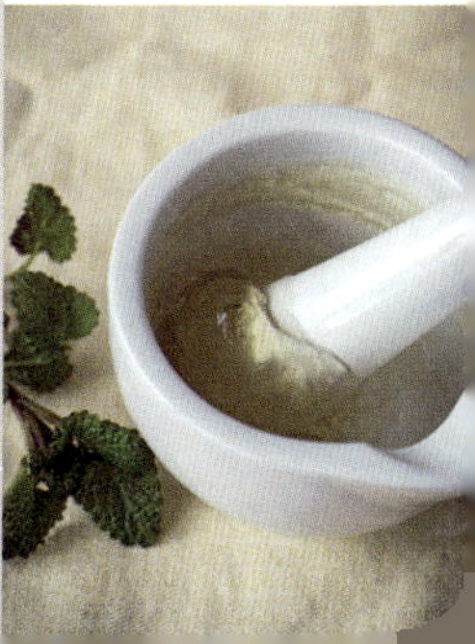

Haut- und Nagelpilz

>

ZAHLREICHE HEILPFLANZEN WIRKEN NICHT NUR ANTIBAKTERIELL, sondern hemmen auch das Wachstum von diversen Hautpilzen. Allen voran sind dies die ätherischen Öle von Teebaum und Lavendel. Oberflächliche Pilzerkrankungen zeigen sich in der Regel als kreisrunde Flecken, die am Rand etwas gerötet und schuppig sind. Nagelpilz äußert sich in Verfärbungen an der Nagelplatte sowie in brüchigen, unnatürlich dicken Nägeln. Die Behandlung des Nagelpilzes ist etwas langwieriger und dauert mehrere Monate (Fingernägel mindestens 3, Zehennägel mindestens 6 Monate). Nach spätestens 1 Monat muss aber ein Therapieerfolg in Form eines gesund nachwachsenden Nagels festgestellt werden, ansonsten ist der Gang zu einem Hautarzt angebracht.

Wann sollten Sie unbedingt zum Arzt?

- bei großflächigem Befall
- bei erfolgloser Behandlung (Haut- und Fußpilz muss nach 1 Woche verschwunden sein, bei Nagelpilz sollte man nach 1 Monat zumindest eine Besserung bemerken)
- bei Befall der Schleimhäute oder inneren Organe
- in höherem Lebensalter
- wenn die gesamte Fußsohle oder alle Zehenzwischenräume betroffen sind
- bei Diabetes
- bei geschwächter Immunabwehr
- bei Durchblutungsstörungen
- wenn der Nagelpilz mehr als zwei Drittel des Nagels, mehrere Nägel oder bereits auch angrenzende Hautareale befallen hat
- bei gleichzeitig auftretenden Schmerzen

Teebaumgel

Warum hilft Teebaumöl bei Nagelpilz?

Teebaumöl wirkt sehr breit antimikrobiell. So hemmt es nicht nur das Wachstum einer Vielzahl von Bakterienstämmen, sondern weist auch antivirale und ausgesprochen pilzhemmende Eigenschaften auf.

Vorsicht!

Unverdünnt aufgetragenes Teebaumöl kann zu Hautreizungen führen, vor allem wenn es länger gelagert wurde oder von minderer Qualität ist. Kolloidale Kieselsäure ist ein sehr feines, staubiges Pulver, mit dem man vorsichtig arbeiten sollte, um nicht zu viel Staub zu erzeugen. Sobald das ätherische Öl abgetrocknet ist, bleibt ein weißer Schleier auf der Haut zurück. Dieser lässt sich mit Wasser leicht abwaschen.

Zutaten:

- 10 ml ätherisches Teebaumöl
- 1 g kolloidale Kieselsäure

ZUBEREITUNG

Das ätherische Teebaumöl in einen kleinen Mörser oder eine kleine Rührschüssel geben und langsam mit der kolloidalen Kieselsäure vermischen. Sobald alles gut durchmischt ist, bildet sich das Gel und kann in einen kleinen Tiegel abgefüllt werden.

TIPP

Man kann auch das pure Teebaumöl mit einem Wattestäbchen auf den betroffenen Nagel auftragen. Bei Fußpilz kann es in verdünnter Form auch auf die Haut aufgetragen werden: hierzu 2,5 ml Teebaumöl mit 7,5 ml Mandelöl vermischen.

TAGESDOSIERUNG

Alle 2 bis 3 Tage auf den betroffenen Nagel auftragen.

HALTBARKEIT

Lichtgeschützt bei Raumtemperatur gelagert 6 Monate

Zeitaufwand: 10 Minuten

Hier bekommt man die Zutaten: Kolloidale Kieselsäure ist über Apotheken erhältlich. Teebaumöl ist auch in gut sortierten Drogerien, Bioläden oder Reformhäusern erhältlich.

Kurioses: In der traditionellen australischen Medizin der Aborigines gilt Teebaum als ein regelrechtes Allheilmittel und wird beispielsweise bei Infektionen und Atemwegserkrankungen verwendet.

Pilzhemmende Ölmischung

Warum hilft diese Ölmischung bei Haut- und Fußpilzerkrankungen?

Teebaum, Lavendel und Geranie haben etwas gemeinsam: Ihre ätherischen Öle sind pilzhemmend und können bei oberflächlichen Haut- und Fußpilzerkrankungen die Heilung beschleunigen. Zudem bekämpfen besonders Teebaum- und Lavendelöl auch diverse andere Erreger wie Bakterien und Viren. Lavendel beschleunigt darüber hinaus die Hautregeneration und somit die Wundheilung insgesamt.

Vorsicht!

Im Rahmen der empfohlenen Tagesdosierung und angegebenen Konzentration sind keine negativen Auswirkungen bekannt. Das Öl darf nicht in der Nähe der Augen oder auf Schleimhäute aufgetragen werden.

Zutaten:

- 10 Tropfen ätherisches Teebaumöl
- 10 Tropfen ätherisches Lavendelöl
- 10 Tropfen ätherisches Geranienöl
- 20 ml Mandelöl

ZUBEREITUNG

Die ätherischen Öle in das Mandelöl tropfen und mit diesem vermischen.

TIPP

Verwenden Sie die Ölmischung 1 bis 2 Wochen nach Verschwinden des Hautpilzes weiter, um einen Rückfall zu vermeiden. Die mit dem betroffenen Hautareal in Kontakt gekommene Wäsche sollte man täglich wechseln und mindestens 30 Minuten bei 60 °C waschen.

TAGESDOSIERUNG

Am besten mit einem Wattestäbchen 2- bis 3-mal täglich auf die betroffene Hautstelle auftragen.

HALTBARKEIT

Lichtgeschützt bei Raumtemperatur gelagert 6 Monate

Zeitaufwand: 5 Minuten

Kurioses: Ätherisches Lavendelöl wirkt beruhigend und entspannend. Hierzu kann man 2 bis 4 Tropfen Lavendelöl 2- bis 3-mal täglich auf einen Zuckerwürfel auftropfen und diesen einnehmen.

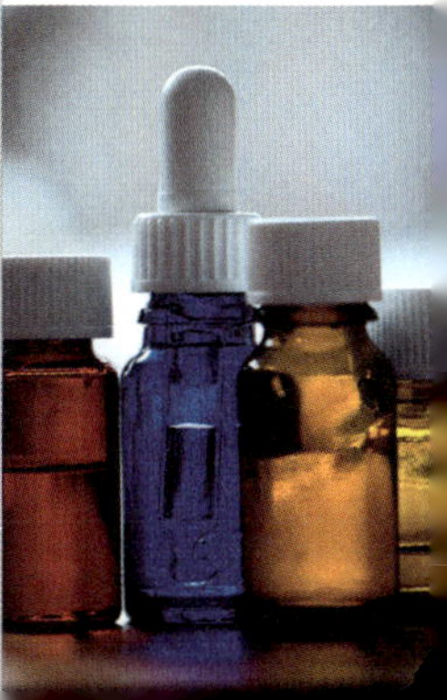

Juckende Kopfhaut, Schuppen und Haarausfall

>

ES GIBT VERSCHIEDENE URSACHEN für Haarausfall, etwa Autoimmunkrankheiten, hormonell-genetische Gründe, eine Schwangerschaft, Stress oder Infektionen. Pflanzliche Zubereitungen eignen sich in erster Linie bei leichtem, diffusem (d. h. gleichmäßig über den Kopf verteiltem) Haarausfall. Gleichzeitig können Heilpflanzen auch bei juckender Kopfhaut und Schuppen hilfreich sein. Neben einem Brennnesselauszug kommen bei juckender Kopfhaut beispielsweise auch Auszüge von der Eichenrinde zur Behandlung infrage. Bei ausgeprägtem Juckreiz sollte man Haare und Kopfhaut sorgfältig inspizieren, um einen Kopflausbefall auszuschließen. Falls der Juckreiz tatsächlich auf Kopfläuse zurückzuführen ist, bekämpft man diese am besten mit Spezialshampoos, die in jeder Apotheke erhältlich sind.

Wann sollten Sie unbedingt zum Arzt?

- wenn der Haarausfall nach spätestens 3 Monaten nicht nachlässt
- bei sehr starkem Haarausfall
- bei entzündlichen Hautveränderungen
- bei kreisrundem Haarausfall
- bei gleichzeitig bestehenden hormonellen Problemen (Schilddrüse)
- bei gleichzeitig bestehendem Eisenmangel
- wenn der Juckreiz an der Kopfhaut trotz Behandlung nach spätestens 2 Wochen nicht verschwindet
- wenn der Juckreiz an der Kopfhaut mit roten Flecken oder Pusteln einhergeht

Haarspülung gegen Schuppen

Warum hilft diese Spülung bei Schuppen?

Schuppen sind oft das Resultat einer übermäßigen Besiedelung der Kopfhaut mit Pilzen und Bakterien. Durch die dadurch hervorgerufene Entzündung mit Juckreiz kommt es zu einem verstärkten Verlust von Hautzellen. Die ätherischen Öle aus Thymian, Teebaum und Geranie wirken antibakteriell und pilzhemmend und verringern dadurch die Keimzahl. Schuppenbildung und Juckreiz können auf diese Weise beseitigt werden.

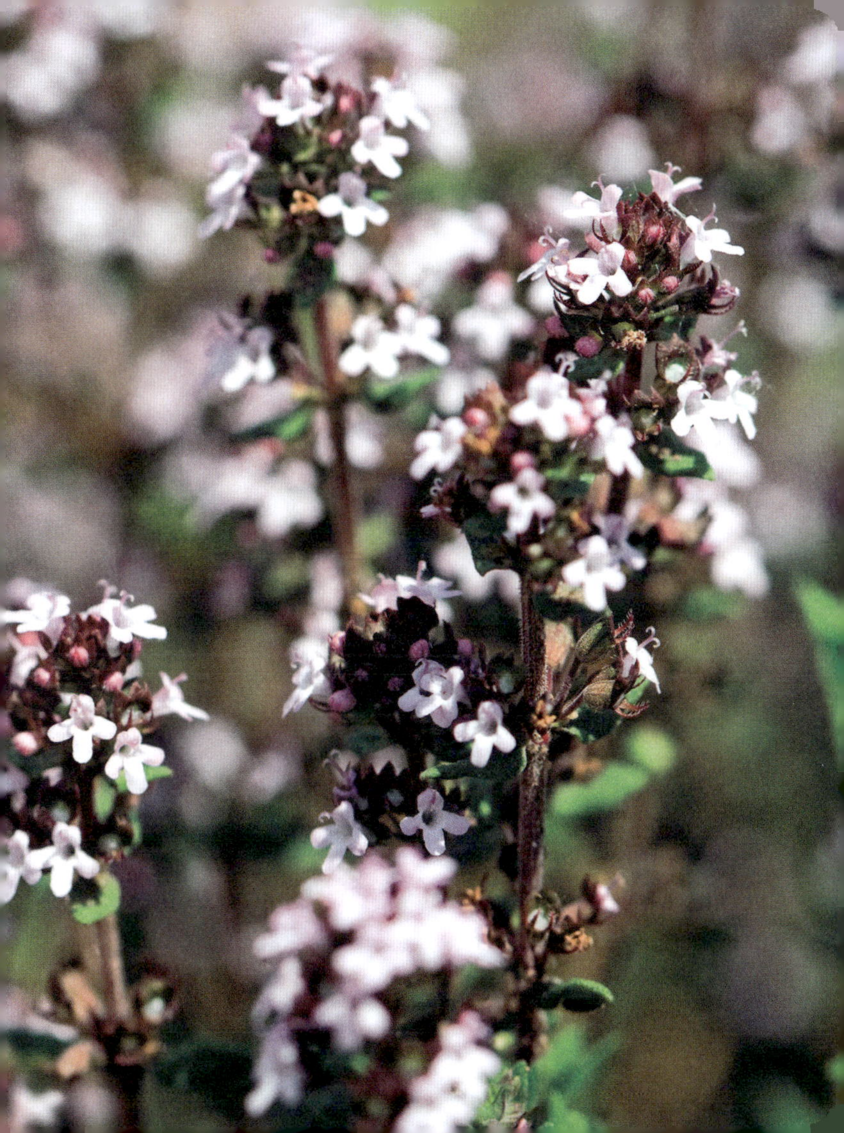

Vorsicht!

Bei bestimmungsgemäßer Anwendung ist keine Einschränkung bekannt. Aufgrund möglicher Reizungen sollte die Lösung allerdings nicht in die Augen gelangen.

Zutaten:

- 5 Tropfen ätherisches Teebaumöl
- 5 Tropfen ätherisches Thymianöl
- 5 Tropfen ätherisches Geranienöl
- 500 ml 20%iger Alkohol

ZUBEREITUNG

Die ätherischen Öle nach und nach in die alkoholische Lösung tropfen, alles gut durchmischen und in eine saubere Flasche abfüllen.

TIPP

Die alkoholische Lösung garantiert nicht nur die optimale Durchmischung, sondern auch eine Haltbarkeit von mindestens 6 Monaten.

TAGESDOSIERUNG

2- bis 3-mal pro Woche nach der Haarwäsche ins nasse Haar einreiben, 10 Minuten einwirken lassen und anschließend mit Wasser ausspülen.

HALTBARKEIT

Lichtgeschützt bei Raumtemperatur gelagert 6 Monate

Zeitaufwand:
10 Minuten

Kurioses: In der Volksheilkunde werden auch Salbei, Birkenblätter und Frauenmantel als Teeauszug zur Haarspülung bei verstärkter Schuppenbildung verwendet.

Klettenwurzelöl

Warum hilft Klette bei Haarausfall und trockener Kopfhaut?

In der Klettenwurzel konnten sogenannte Sesquiterpenlactone und Lignane festgestellt werden, die nachweislich entzündungshemmend wirken und zellschädigende Radikale neutralisieren. Neueste Forschungen entdeckten in der Klettenwurzel zudem ein Lignan namens Arctiin, das an der Haarwurzel zellschützende Wirkungen ausübt, die den Haarausfall reduzieren können.

Vorsicht!

Im Rahmen der empfohlenen Tagesdosierung sind keine Einschränkungen bekannt.

Zutaten:

- 20 g Klettenwurzel
- 200 ml Mandelöl

Zeitaufwand:
15 Minuten plus
4 Wochen Ansatzzeit

ZUBEREITUNG

Die grob zerkleinerten Wurzeln mit dem Mandelöl übergießen und gut verschlossen für 4 Wochen an einem dunklen Ort stehen lassen. In dieser Zeit immer wieder schütteln. Anschließend den gewonnenen Ölauszug in eine saubere Flasche abfiltrieren.

TIPP

Füllen Sie das Öl in eine Tropfflasche (in Apotheken oder im Onlinehandel erhältlich), dadurch wird die Anwendung einfacher.

TAGESDOSIERUNG

5 bis 10 Tropfen des Öls abends in die Kopfhaut einmassieren.

HALTBARKEIT

Lichtgeschützt bei Raumtemperatur gelagert 1 Jahr

Kurioses: Schon Hildegard von Bingen empfahl im 12. Jahrhundert Klette bei Ekzemen an der Kopfhaut.

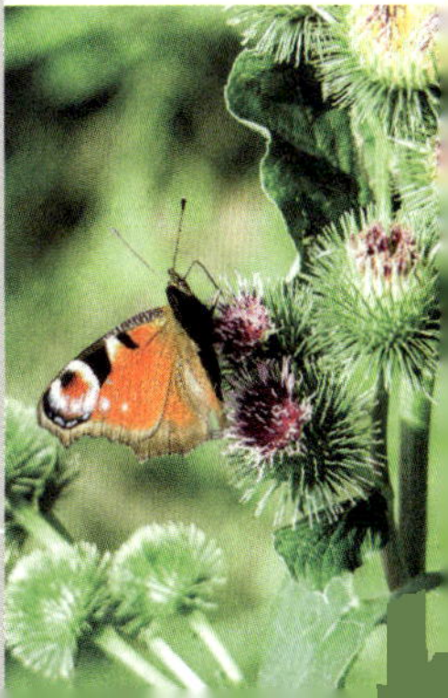

Brennnessel-Haarwasser

Warum hilft Brennnessel bei Haarausfall?

Die Anwendung von Brennnessel bei Haarausfall entstammt der Volksmedizin. Die Wirkung wird durch ihre leicht reizenden Effekte an der Kopfhaut erklärt. Diese Reize regen die Durchblutung an und das Haarwachstum kann sich wieder normalisieren. Besondere Erfolge werden der Brennnessel bei Haarausfall nach schweren Erkrankungen und Operationen zugeschrieben. Ein wissenschaftlicher Nachweis dieser Wirkung fehlt allerdings bis heute.

Vorsicht!

Bei der äußerlichen Anwendung von Brennnesseln ist keine Einschränkung bekannt. Bei der Verarbeitung sollte man wegen der brennenden Blätter jedoch Handschuhe tragen.

Zutaten:

- 2 Handvoll frische Brennnesseln

ZUBEREITUNG

Die frischen Brennnesseln mit Blättern und Stängeln in einem mindestens 1,5 l fassenden Gefäß mit 1 l kaltem Wasser übergießen (das Gefäß soll etwa zu zwei Dritteln mit Brennnesseln gefüllt sein). Über Nacht stehen lassen. Am nächsten Morgen abfiltrieren und die gewonnene Lösung als Haarspülung verwenden.

TIPP

Geben sie 2 bis 3 Tropfen Rosmarinöl zur Mischung. Es verstärkt die anregende Wirkung auf das Haarwachstum.

TAGESDOSIERUNG

2- bis 3-mal pro Woche morgens nach der Haarwäsche auftragen und nicht ausspülen.

HALTBARKEIT

Zum sofortigen Gebrauch gedacht, im Kühlschrank 1 Tag haltbar

Zeitaufwand: 15 Minuten plus 1 Nacht Ansatzzeit

Hier bekommt man die Zutaten: Frische Brennnesseln kann man die ganze Vegetationsperiode über sammeln, am besten aber im Juni und Juli. Man kann auch getrocknete Blätter verwenden, die in Apotheken und Kräuterhöfen erhältlich sind.

Kurioses: Die Volksheilkunde empfahl Brennnesselauszüge sogar als Spülung bei Kopflausbefall.

Schuppenflechte und Neurodermitis

SCHUPPENFLECHTE (PSORIASIS) UND NEURODERMITIS sind zwei gänzlich unterschiedliche Krankheitsbilder, sie werden in der Pflanzenheilkunde aber ähnlich behandelt. Eine Anwendung sollte jedenfalls stets nur begleitend zu einer ärztlichen Therapie erfolgen.

Vorbeugend eingesetzt, können Ringelblumensalbe oder -öl, Johanniskrautöl, Nachtkerzenöl und speziell bei Psoriasis auch Kartoffelstärke sehr nützlich sein. Akute Schübe der Psoriasis lassen sich mit Heilpflanzen allerdings nur in einem sehr geringen Ausmaß lindern.

Achten Sie sowohl bei Schuppenflechte als auch bei Neurodermitis auf eine ausreichende Basispflege mit rückfettenden Salben und Cremes. Außerdem sollten Sie nicht zu heiß und zu lange duschen oder baden, keine ausgiebigen Sonnenbäder nehmen und keine alkalischen Seifen benutzen.

Wann sollten Sie unbedingt zum Arzt?

Psoriasis und Neurodermitis sollten immer von einem Arzt abgeklärt werden. Auch eine ergänzende Therapie mit Heilkräutern sollten Sie mit Ihrem Arzt absprechen.

Kartoffelbad bei Schuppenflechte

Warum helfen Kartoffelbäder bei Schuppenflechte?

Die Anwendung von Kartoffelbädern entstammt der europäischen Volksheilkunde, ist bisher aber wissenschaftlich nicht untersucht. Das Einschmieren mit Schweinefett oder rückfettenden Salben bzw. Cremes kann unterstützend und vorbeugend gegen die Symptome der Psoriasis sinnvoll sein.

Vorsicht!

Die Kartoffelstärke ist in der empfohlenen Dosierung unbedenklich. Bei schweren Herz-Kreislauf-Erkrankungen sowie bei akuten fiebrigen und entzündlichen Schüben an Haut und Gelenken sollten Sie jedoch gänzlich auf warme Bäder verzichten.

Zutaten:

- ½ kg Kartoffelstärke

ZUBEREITUNG

Die Kartoffelstärke (oft irrtümlich als Kartoffelmehl bezeichnet) mit ½ l kaltem Wasser zu einer homogenen Mischung rühren. Diese in die mit warmem Wasser gefüllte Badewanne geben. Ca. 20 Minuten darin baden, anschließend die Haut mit Schweineschmalz einschmieren und ruhen.

TIPP

Ein Kartoffelbad eignet sich auch generell bei trockener und gereizter Haut.

TAGESDOSIERUNG

Das Bad 2- bis 3-mal wöchentlich durchführen.
Mit einer Besserung der Symptome ist nach 2 bis 3 Monaten zu rechnen.

HALTBARKEIT

Zum sofortigen Gebrauch gedacht

Zeitaufwand: 30 Minuten

Hier bekommt man die Zutaten: Kartoffelstärke ist im gut sortierten Lebensmittelhandel erhältlich.

Kurioses: In der Volksheilkunde wird nach einer kurmäßigen Anwendung von einem gänzlichen Verschwinden der Symptome berichtet.

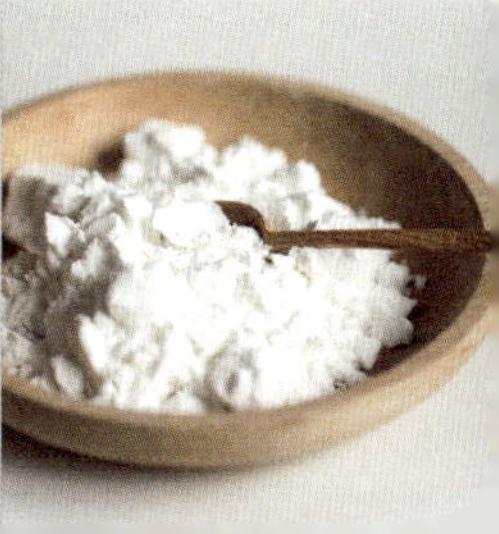

Entzündungshemmende Ölmischung bei Neurodermitis

Warum hilft diese Ölmischung bei Neurodermitis?

Nachtkerzenöl spendet Feuchtigkeit und lindert Juckreiz. Nachtkerze wirkt antiallergisch und entzündungshemmend. Das wundheilungsfördernde und antimikrobielle Lavendelöl und die Cistrose unterstützen diese Wirkung. Dadurch verhindert die Ölmischung eine Infektion der irritierten Stellen und beschleunigt die Regeneration der Haut.

Vorsicht!

Im Rahmen der empfohlenen Tagesdosierung sind keine Einschränkungen bekannt.

Zutaten:

- 3 Tropfen ätherisches Cistrosenöl
- 10 Tropfen ätherisches Lavendelöl
- 50 ml Nachtkerzenöl

Zeitaufwand:
15 Minuten

ZUBEREITUNG

Die ätherischen Öle direkt in das Nachtkerzenöl tropfen, gut durchmischen und das Ganze am besten in eine Flasche mit Tropfaufsatz (erhältlich in Apotheken) abfüllen. Bei Bedarf einige Tropfen auf die betroffenen Hautstellen auftragen.

Kurioses: Die Nachtkerze trägt ihren Namen wegen ihrer Blüten, die in der Abenddämmerung aufblühen.

TIPP

Bei Neurodermitis kann man Nachtkerzenöl in Form von Kapseln kurmäßig über 6 Monate auch innerlich einnehmen. Apotheken haben eine Reihe entsprechender Präparate im Sortiment.

TAGESDOSIERUNG

2-mal täglich auf die betroffenen Hautstellen auftragen.

HALTBARKEIT

Lichtgeschützt bei Raumtemperatur gelagert 6 Monate

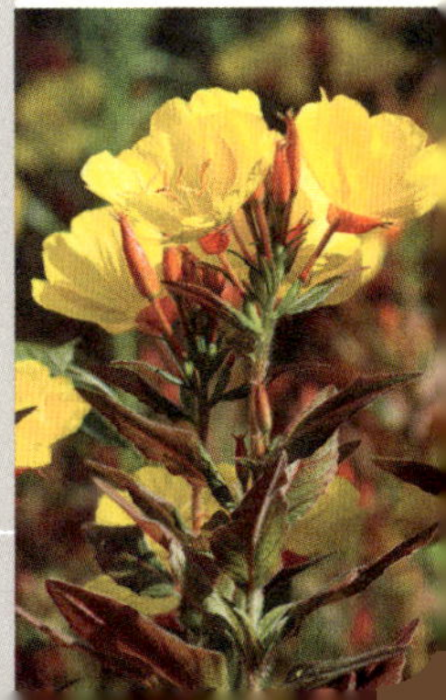

Ringelblumenöl

Warum hilft Ringelblume bei trockener Haut und kleineren Wunden?

Dem Ringelblumenextrakt werden entzündungshemmende, antimikrobielle und wundheilungsfördernde Eigenschaften zugeschrieben. Ringelblumenöl eignet sich bei leichten Hautentzündungen, trockener Haut und kleinen Wunden.

Vorsicht!

Ringelblumenzubereitungen sind sehr gut verträglich, einzig bei einer Allergie gegen Korbblütler sollte auf Ringelblume verzichtet werden.

Zutaten:

- 5 g getrocknete Ringelblumenblüten (oder 10 g frische)
- 200 ml Oliven- oder Mandelöl

Zeitaufwand:
15 Minuten plus
2 Wochen Ansatzzeit

ZUBEREITUNG

Eine leere Flasche zu einem guten Drittel mit frischen oder getrockneten Ringelblumenblüten füllen und mit Oliven- oder Mandelöl aufgießen. 2 Wochen an einen dunklen Ort stellen, in dieser Zeit mehrmals schütteln. Anschließend abfiltrieren. Bei Bedarf einige Tropfen des Öls auf die betroffenen Hautstellen auftragen.

TIPP

Mit 90 g Ringelblumenöl und 10 g Bienenwachs kann man auch eine Ringelblumensalbe herstellen. Gehen Sie, wie im Grundrezept auf S. 36 beschrieben vor.

TAGESDOSIERUNG

Bei trockenen Ekzemen, Neurodermitis, kleinen Wunden oder irritierter Haut kann das Öl 3- bis 4-mal täglich aufgetragen werden.

HALTBARKEIT

Lichtgeschützt bei Raumtemperatur gelagert 6 Monate

Kurioses: In der Volksheilkunde werden Ringelblumenblüten auch als Tee zur innerlichen Einnahme bei Magenbeschwerden und Atemwegserkrankungen (z. B. Husten) empfohlen.

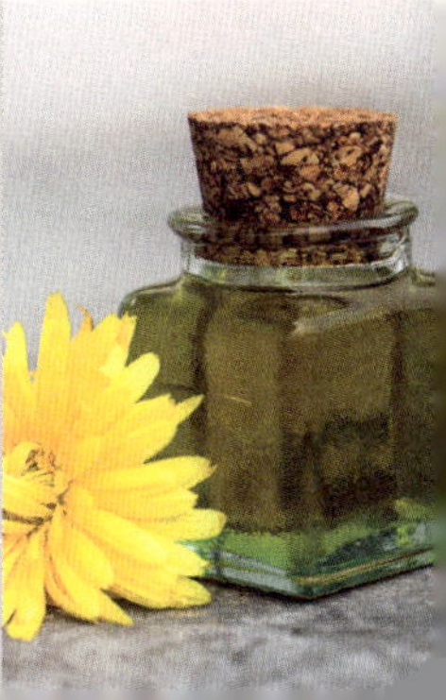

Venenprobleme

>

BEI LEICHTEN VENENPROBLEMEN wie leichten Schwellungen und schweren Beinen bringt vor allem die äußerliche Anwendung von Zubereitungen aus Rosskastanie und Rotem Weinlaub einen Nutzen. Darüber hinaus eignen sich bei Venenbeschwerden auch Anwendungen aus Arnika und Beinwell. Einreibungen, Gele und Cremes sollten immer von unten nach oben, also in Richtung des Venenflusses, eingeschmiert werden. Bei ausgeprägten Symptomen empfiehlt sich die innerliche Anwendung von pflanzlichen Präparaten auf Basis von Rosskastanie, Rotem Weinlaub, Mäusedorn, Steinklee, Buchweizenkraut oder diversen Flavonoiden unter ärztlicher Aufsicht.

Zur Unterstützung der Behandlung eignen sich Wechselduschen, Kompressionsstrümpfe, regelmäßiges Hochlagern der Beine und regelmäßige Bewegung.

Da Venenprobleme sich fortschreitend verschlimmern und zu schweren Beschwerden wie dem offenen Bein *(Ulcus cruris)* führen können, sollte man bei ausgeprägten Symptomen und länger anhaltenden Beschwerden einen Arzt konsultieren.

Wann sollten Sie unbedingt zum Arzt?

- bei ausgeprägten Ödemen
- bei stark angeschwollenen Knöcheln
- bei plötzlich auftretenden starken Schmerzen oder Schmerzen beim Gehen oder Auftreten
- bei schnell zunehmender Schwellung oder bei einem Spannungsgefühl im ganzen Bein
- bei gleichzeitig auftretenden Ekzemen, Stauungsflecken oder Hautveränderungen
- bei Krampfadern
- bei Blutungen
- bei bestehender Herzinsuffizienz, Diabetes und Leber- oder Nierenerkrankungen

Rosskastanieneinreibung

Warum hilft Rosskastanie bei Venenproblemen?

Äußerlich aufgetragen lösen Zubereitungen aus Rosskastanie durch das enthaltene Saponin Aescin einen Hautreiz aus, der die Durchblutung fördert. Zusätzlich wirkt Aescin venenstärkend und gefäßabdichtend, wodurch weniger Flüssigkeit aus den Gefäßen austreten kann, die Venen insgesamt stabilisiert und Schwellungen reduziert werden.

Vorsicht!

Rosskastanienzubereitungen dürfen nur äußerlich verwendet werden, da die enthaltenen Saponine den Magen zu sehr reizen würden. In der Apotheke gibt es aber spezielle Präparate ohne diese Nebenwirkung, die sich auch für eine längere Anwendung bei Venenproblemen eignen.

Zutaten:

- 2 Handvoll Rosskastanien
- 500 ml 40%iger Alkohol

ZUBEREITUNG

Die frisch gesammelten oder getrockneten Rosskastanien mit einem Hammer grob zerkleinern und in ein mindestens 1 l fassendes Gefäß geben. Anschließend mit dem Alkohol übergießen und 2 Wochen an einen dunklen Ort stellen. In dieser Zeit immer wieder schütteln. Dann in eine saubere Flasche abfiltrieren.

TIPP

Rosskastanien lassen sich auch als Waschmittel benutzen. Hierzu vermengt man sie im selben Verhältnis wie im beschriebenen Rezept mit Wasser, lässt sie einige Stunden stehen und schüttelt immer wieder. Die abfiltrierte Lösung kann man als Waschmittel verwenden. Sie muss allerdings jeweils frisch zubereitet werden, da sie nur einige Tage haltbar ist.

TAGESDOSIERUNG

2- bis 3-mal täglich in Richtung des Venenflusses, also von unten nach oben, einreiben.

HALTBARKEIT

Lichtgeschützt bei Raumtemperatur gelagert 1 Jahr

Zeitaufwand:
20 Minuten plus
2 Wochen Ansatzzeit

Hier bekommt man die Zutaten: Rosskastanien sammelt man im September. Alkohol ist in Apotheken erhältlich.

Kurioses: Die Rosskastanie stammt vom Balkan und kam im 16. Jahrhundert nach Mitteleuropa. Als hervorragenden Schattenspender pflanzte man sie vor allem in Parkanlagen und Biergärten.

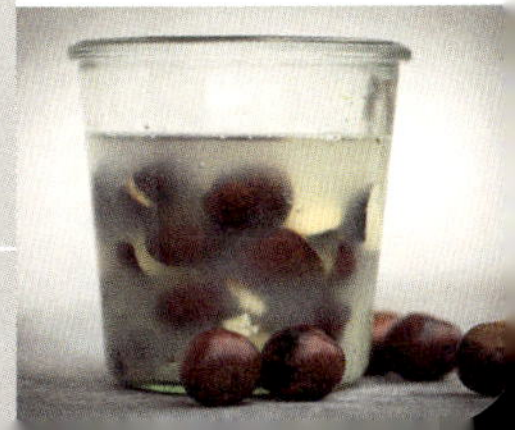

Kühlendes Arnikagel

Warum hilft dieses Gel bei Venenproblemen?

Die sogenannten Sesquiterpenlactone der Arnika vermindern Entzündungen und die Entstehung von Ödemen. Außerdem wirken Arnikazubereitungen leicht schmerzstillend und blutverdünnend. Durch die Verdunstungskälte der wässrig-alkoholischen Lösung haben sie auch kühlende Eigenschaften.

Vorsicht!

Arnikagel darf nicht auf geschädigte Hautpartien aufgetragen werden. Bei einer Allergie gegen Korbblütler sollte man auf Arnika verzichten. Eine längere Anwendung des Gels trocknet die Haut aus.

Zutaten:

- 50 g Arnikatinktur (Alkoholgehalt max. 40 %)
- 0,3 g Carbopol
- 0,5 g Trometamol

ZUBEREITUNG

Ca. 5 g Arnikatinktur in einen mindestens 200 ml fassenden Mörser geben. Vorsichtig das Carbopol hinzugeben, mit einem Pistill zerreiben und so lange rühren, bis eine homogene Mischung entsteht. Die restliche Arnikatinktur hinzugeben. Dann das Trometamol aufstreuen und verrühren. Nach spätestens 5 Minuten bildet sich das Gel, das in einen kleinen Tiegel oder eine Tube abgefüllt werden kann.

TIPP

Arnikatinktur bekommt man in der Apotheke. Sie hat einen Alkoholgehalt von 70 % und muss deshalb noch mit Wasser verdünnt werden (10 g Tinktur mit 5 g Wasser). Man kann dieses Gel auch mit Beinwelltinktur herstellen, doch auch diese darf maximal 40 % Alkohol enthalten.

TAGESDOSIERUNG

2- bis 3-mal täglich in Richtung des Venenflusses, also von unten nach oben, auftragen.

HALTBARKEIT

Lichtgeschützt bei Raumtemperatur gelagert 1 Jahr

Zeitaufwand: 30 Minuten

Hier bekommt man die Zutaten: Carbopol und Trometamol sind über Apotheken erhältlich.

Kurioses: Arnikagel kann auch bei akuten Muskel- oder Gelenkschmerzen sowie bei Insektenstichen verwendet werden.

Teemischung bei Venenproblemen

Warum hilft diese Teemischung bei Venenproblemen?

Buchweizenkraut enthält Flavonoide wie z. B. Rutin, das leicht blutverdünnend wirkt und die Durchlässigkeit der Gefäße reduziert. Steinkleekraut verbessert durch das enthaltene Cumarin und die Sapogenine den venösen Rückfluss. Zusätzlich wirkt es entzündungshemmend und beugt Ödemen vor.

Vorsicht!

Buchweizenkraut kann in hohen Dosen die Empfindlichkeit der Haut gegenüber Sonnenlicht erhöhen. Das Cumarin im Steinkleekraut kann Kopfschmerzen auslösen und die Leber schädigen. Halten Sie sich deshalb an die empfohlene Tagesdosierung!

Zutaten:

- 50 g Buchweizenkraut
- 50 g Steinkleekraut

ZUBEREITUNG

Die grob zerkleinerten Bestandteile in eine Schüssel geben, gut vermischen und in lichtgeschützte Teebeutel oder Teedosen abfüllen.

TIPP

Die Teemischung eignet sich auch zur Behandlung von Hämorrhoidalbeschwerden.

TAGESDOSIERUNG

2- bis 3-mal täglich 1 Tasse Tee trinken. Pro Tasse 1 Teelöffel der Teemischung verwenden.

HALTBARKEIT

Lichtgeschützt bei Raumtemperatur gelagert 1 Jahr

Zeitaufwand: 15 Minuten

Kurioses: Das im getrockneten Zustand stark nach Cumarin riechende Steinkleekraut wurde früher als Mottenmittel in die Kleiderkästen gehängt, man nannte es deshalb auch Mottenklee.

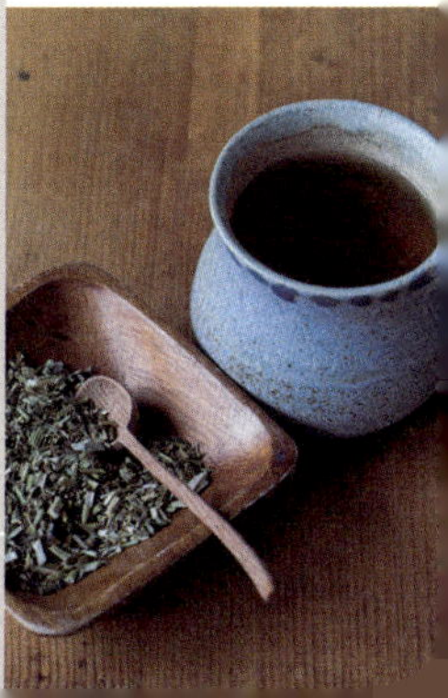

Hämorrhoiden

>

HÄMORRHOIDEN SIND ERKRANKUNGEN des venösen Gefäßsystems. Die Auslöser von Hämorrhoidalbeschwerden sind vielfältig und können von Bindegewebsschwäche über zu harten Stuhl bis hin zu einer Schwangerschaft und Geburt reichen. Heilpflanzen eignen sich vor allem für die äußerliche Anwendung. Besonders gut hierfür sind gerbstoffreiche Pflanzenteile wie Eichenrinde oder Hamamelisblätter und -rinde. Durch ihre hautabdichtende Wirkung mindern sie Irritationen, nehmen den Juckreiz und fördern die Abheilung. Zusätzlich können entzündungshemmende und wundheilungsfördernde Heilpflanzen wie Kamille, Johanniskraut oder Ringelblume eingesetzt werden. Die Volksheilkunde sagt darüber hinaus seit Jahrhunderten dem Leinkraut und der Pappelknospensalbe gute Behandlungserfolge bei solchen Beschwerden nach. Dazu liegen aber nur spärliche Forschungsergebnisse vor.

Unterstützend zu der Anwendung von Heilpflanzen sollte man auf einen weichen Stuhl achten, um die Abheilung nicht zu gefährden; er sollte aber auch nicht dünnflüssig sein, da sonst eine zusätzliche Reizung entsteht. Achten Sie daher auf eine ballaststoffeiche Kost (z. B. Leinsamen), eine ausreichende Flüssigkeitszufuhr (1,5 bis 2 l täglich) und regelmäßige Bewegung. Vermeiden Sie zu langes Sitzen und führen Sie die Analhygiene nach dem Stuhlgang nicht mit Toilettenpapier, sondern mit klarem Wasser und einem Waschlappen durch.

Wann sollten Sie unbedingt zum Arzt?

- bei erstmaligem Auftreten der Symptome
- wenn nach 2-wöchiger Behandlung kein Therapieerfolg eintritt
- bei stärkeren Beschwerden wie Stuhlinkontinenz, Nässen oder Schmieren
- bei Blut im Stuhl oder Teerstuhl
- bei dunkelroten Blutspuren auf dem Toilettenpapier
- bei Schmerzen im Analbereich
- bei Hämorrhoiden in der Schwangerschaft

Eichenrindensitzbad

Warum hilft Eichenrinde bei Hämorrhoiden?

Eichenrinde enthält hohe Mengen an Gerbstoffen. Diese reagieren mit Haut und Schleimhaut, machen sie unempfindlicher gegenüber Irritationen und verringern Entzündungen. Der Juckreiz lässt nach und gereizte Hautstellen heilen schneller ab Behandlungen mit Eichenrinde sind deshalb bei Hämorrhoiden und entzündlichen Hauterkrankungen sinnvoll.

Vorsicht!

Eichenrinde ist äußerlich gut verträglich, in seltenen Fällen kann es aber zu allergischen Hautreaktionen kommen. Bei großflächigen Ekzemen sollte Eichenrinde nicht verwendet werden, ihre Behandlung gehört in ärztliche Hände.

Zutaten:

- 20 g Eichenrinde

ZUBEREITUNG

Die Eichenrinde mit 1 l kaltem Wasser übergießen und 1 Stunde stehen lassen. Anschließend für etwa 15 Minuten aufkochen und die gewonnene Lösung abfiltrieren.

TIPP

Man kann aus der Eichenrinde auch eine alkoholische Lösung (100 g auf 1 l 70%igen Alkohol) herstellen und verdünnt mit Wasser (50 ml der alkoholischen Lösung auf 1 l Wasser) als Sitzbad verwenden. Da sich die gewünschten Gerbstoffe nur schwer lösen, sollte man die Tinktur mit 70%igem Alkohol herstellen und 2 Wochen stehen lassen.

TAGESDOSIERUNG

Das Sitzbad 2- bis 3-mal täglich jeweils 10 Minuten lauwarm durchführen. Bei nässenden Ekzemen oder leicht juckender Haut kann die Abkochung in abgekühltem Zustand auch als Umschlag aufgelegt werden.

HALTBARKEIT

Lichtgeschützt bei Raumtemperatur gelagert 1 Tag

Zeitaufwand:
30 Minuten plus
1 Stunde Ansatzzeit

Kurioses: Eichenrindentee eignet sich auch innerlich zur Behandlung von Durchfallerkrankungen, allerdings kann die hohe Menge an Gerbstoffen bei empfindlichen Personen zu Magenbeschwerden führen.

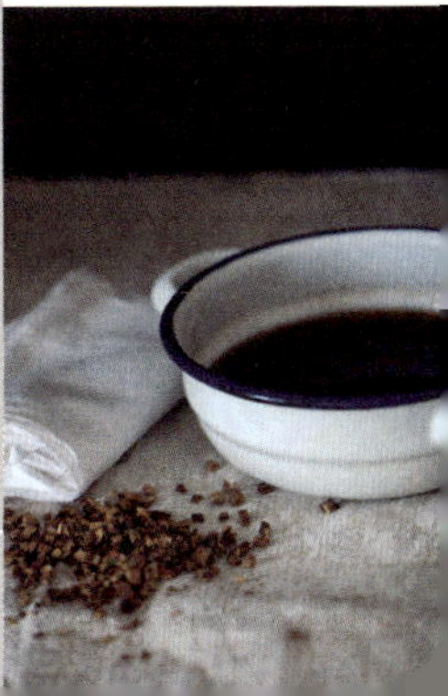

Hämorrhoidensalbe

Warum hilft diese Salbe bei Hämorrhoiden?

Schafgarbenkraut und Kamillenblüten wirken antimikrobiell, entzündungshemmend und wundheilungsfördernd. Dasselbe gilt im Wesentlichen auch für das Johanniskraut- und das Ringelblumenöl, die die Hautregeneration beschleunigen und sich in ihrer hautberuhigenden Wirkung ergänzen. Die Anwendung von Leinkraut bei Hämorrhoiden kann auf eine jahrhundertelange Tradition zurückblicken, wurde bisher aber in dieser Hinsicht spärlich untersucht.

Vorsicht!

Im Rahmen der empfohlenen Tagesdosierung sind keine Einschränkungen bekannt.

Zutaten:

- 5 g Leinkraut
- 2 g Schafgarbenkraut
- 2 g Kamillenblüten
- 60 g Johanniskrautöl (siehe S. 60)
- 70 g Ringelblumenöl (siehe S. 88)
- 15 g Bienenwachs

Zeitaufwand:
30 Minuten plus
1 Nacht Stehzeit

Kurioses: Leinkraut legte man früher den Kindern zum Schutz vor Hexen ins Bett. Deshalb nannte man es auch Hexenkraut.

ZUBEREITUNG

Das grob zerkleinerte Lein- und Schafgarbenkraut sowie die Kamillenblüten in einen Topf geben. Mit dem Johanniskraut- und dem Ringelblumenöl übergießen. 15 Minuten bei niedriger Hitze leicht erwärmen. Über Nacht stehen lassen. Am nächsten Morgen nochmals leicht erwärmen, das Bienenwachs hinzugeben. Sobald es geschmolzen ist, die Lösung abfiltrieren, kalt rühren und in einen Tiegel füllen.

TIPP

Pressen Sie das Material beim Abfiltrieren gut aus.

TAGESDOSIERUNG

2- bis 3-mal täglich und zusätzlich nach jedem Stuhlgang auftragen.

HALTBARKEIT

Lichtgeschützt bei Raumtemperatur gelagert 6 Monate

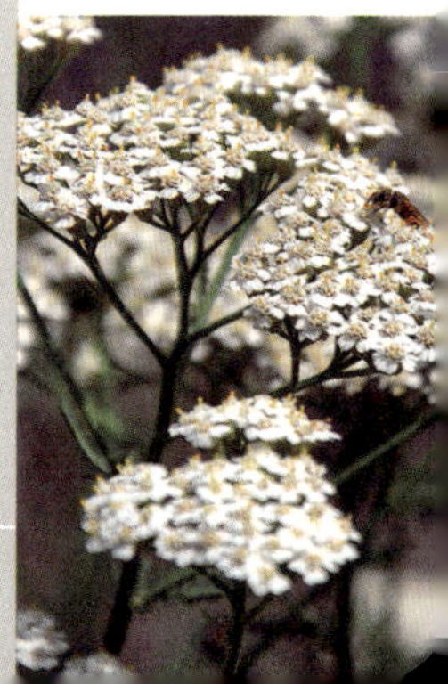

Furunkel

>

FURUNKEL SIND BAKTERIELLE ENTZÜNDUNGEN der Haut, die von einem Haarfollikel ausgehen. Sofern sich Furunkel im Anfangsstadium befinden und keine der auf S. 105 genannten Beschwerden auftritt, kann eine Zugsalbe helfen. Zugsalben wirken durchblutungsfördernd und grenzen den Entzündungsherd ein. Die Furunkel reifen dadurch schneller und brechen leichter nach außen durch.

Unterstützend dazu können auch Umschläge mit Abkochungen aus Eichenrinde oder eine Arnikatinktur auf die entzündete Stelle aufgetragen werden.

Furunkel sollten niemals ausgedrückt oder aufgestochen werden! Die Entzündung kann nämlich dadurch verschlimmert werden. Da bei einer erfolglosen Therapie auch eine Blutvergiftung folgen beziehungsweise das Aufgehen von größeren Furunkeln zu unschönen Narben führen kann, sollte man bei größeren oder tieferen Erscheinungen unbedingt zum Arzt.

Wann sollten Sie unbedingt zum Arzt?

- bei Nichtansprechen auf die Therapie
- bei großen Furunkeln
- bei Furunkeln im Gesichtsbereich
- wenn die Beschwerden wiederholt auftreten
- bei gleichzeitig auftretenden weiteren Symptomen wie Fieber oder Unwohlsein

Zugsalbe

Warum hilft Lärchenharz gegen Furunkel?

Die im Lärchenharz enthaltenen Harzsäuren und das ätherische Öl regen die Hautdurchblutung an. Dadurch kommt es zu einer Eingrenzung der Entzündung, wodurch sich der Furunkel und damit der bakterielle Infektionsherd leichter einen Weg nach außen bahnen können. Zusätzlich wirkt das Harz desinfizierend, was den Heileffekt unterstützt.

Vorsicht!

Die Zugsalbe ist im Allgemeinen gut verträglich. Bei Personen mit empfindlicher Haut kann das im Lärchenharz vorkommende ätherische Öl allerdings eine Reizung auslösen.

Zutaten:

- 70 g Olivenöl
- 20 g Lärchenharz
- 10 g Bienenwachs

Zeitaufwand:
30 Minuten

ZUBEREITUNG

Das Olivenöl, das Lärchenharz und das Bienenwachs in einen kleinen Topf geben und vorsichtig erwärmen. Sobald das Lärchenharz und das Bienenwachs vollständig geschmolzen sind, den Topf von der Wärmequelle nehmen. Dann die Salbe rühren, bis sie fest zu werden beginnt, und anschließend in einen kleinen Salbentiegel abfüllen.

TIPP

Geben Sie die Salbe auf den Furunkel und decken Sie ihn dann mit einem Wattebausch ab.

TAGESDOSIERUNG

2-mal täglich auf den Furunkel auftragen.

HALTBARKEIT

Lichtgeschützt bei Raumtemperatur gelagert 6 Monate

Kurioses: Lärchenharz wird gewonnen, indem ein Lärchenstamm angebohrt wird. In der Volksheilkunde wird auch das Harz von Tanne, Fichte und Zirbe für die Zubereitung von Zugsalben verwendet.

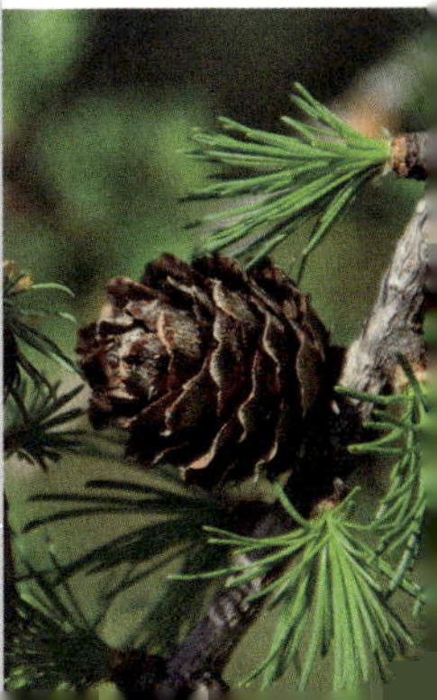

Feucht-heiße Packung mit Leinsamen

Warum hilft diese Packung gegen Furunkel?

Eine feucht-heiße Packung erhöht, ähnlich wie eine Zugsalbe, die Durchblutung der betroffenen Hautstelle. Dadurch wird der Entzündungsherd etwas eingegrenzt und ein Durchbruch an die Hautoberfläche erleichtert.

Vorsicht!

Man darf das Leinensäckchen nicht zu heiß auflegen. Die Temperatur sollte als angenehm empfunden werden.

Zutaten:

- Leinsamen
- 1 kleines Leinen- oder Stoffsäckchen
- 1 Stück Stoff oder Verbandgaze

ZUBEREITUNG

Ein kleines Leinen- oder Stoffsäckchen etwa zur Hälfte mit Leinsamen füllen und zuknoten oder -nähen. Das Säckchen anschließend etwa 1 Minute lang in Wasser kochen, vorsichtig auspressen, mit einem weiteren Stück Stoff oder Verbandgaze umwickeln und noch warm ca. 10 Minuten auf die betroffene Stelle auflegen.

TIPP

Dieselbe Packung kann man auch mit Heublumen, Eichenrinde oder Kamillenblüten befüllen.

TAGESDOSIERUNG

2- bis 3-mal täglich auf die betroffene Stelle auflegen.

HALTBARKEIT

Zum sofortigen Gebrauch gedacht

Zeitaufwand: 20 Minuten

Kurioses: Früher vermischte man geschrotete Leinsamen mit Roggenmehl zu einer Paste und legte sie auf Furunkel auf.

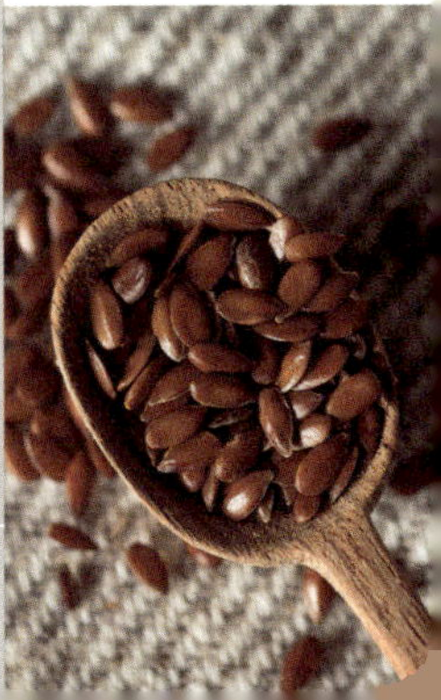

Verzeichnis der Krankheitsbilder

Verzeichnis der Heilpflanzen

Literatur

Achmüller, Arnold (2012): Teufelskraut, Bauchwehblüml, Wurmtod. Das Kräuterwissen Südtirols. Mythologie, Volksmedizin und wissenschaftliche Erkenntnisse. Edition Raetia, Bozen.
Achmüller, Arnold (2015): Wickel, Salben und Tinkturen. Das Kräuterwissen der Bauerndoktoren in den Alpen. Edition Raetia, Bozen.
AWMF online (Das Portal der wissenschaftlichen Medizin), verfügbar unter: www.awmf.org
Bäumler, Siegfried (2007): Heilpflanzenpraxis heute. Porträts – Rezepturen – Anwendung. Urban & Fischer, München.
Campanini, Enrica (2012): Dizionario di fitoterapia e piante medicinali. Tecniche nuove, Milano.
Fintelmann, Volker et al. (2017): Lehrbuch Phytotherapie. Karl F. Haug Verlag, Stuttgart.
Haffner, Felix et al. (2011): Normdosen gebräuchlicher Arzneistoffe und Drogen. Wissenschaftliche Verlagsgesellschaft, Stuttgart.
Hänsel, Rudolf et al. (1994): Hagers Handbuch der pharmazeutischen Praxis. Springer, Berlin.
Kneipp, Sebastian (2010): Meine Wasserkur. So sollt ihr leben. Die weltberühmten Ratgeber in einem Band. Trias Verlag, Stuttgart.
Lennecke, Kirsten et al. (2016): Selbstmedikation. Leitlinien zur pharmazeutischen Praxis. Deutscher Apotheker Verlag, Stuttgart.
Madaus, Gerhard (1938): Lehrbuch der Biologischen Heilmittel. Georg Thieme Verlag, Leipzig.
Wabner, Dietrich et al. (2012): Aromatherapie. Grundlagen, Wirkprinzip, Praxis. Urban & Fischer, München.
ZDN (Zentrum zur Dokumentation von Naturheilverfahren) (2001): Volksmedizin in Tirol. Ein EU-Interreg-II-Projekt. 3 Bände. Tisens.

Gesund mit „Kraut und Wurzel“
Tipps von Apotheker Arnold Achmüller

Weitere Bände dieser Reihe:
„Verdauung und Entschlackung“

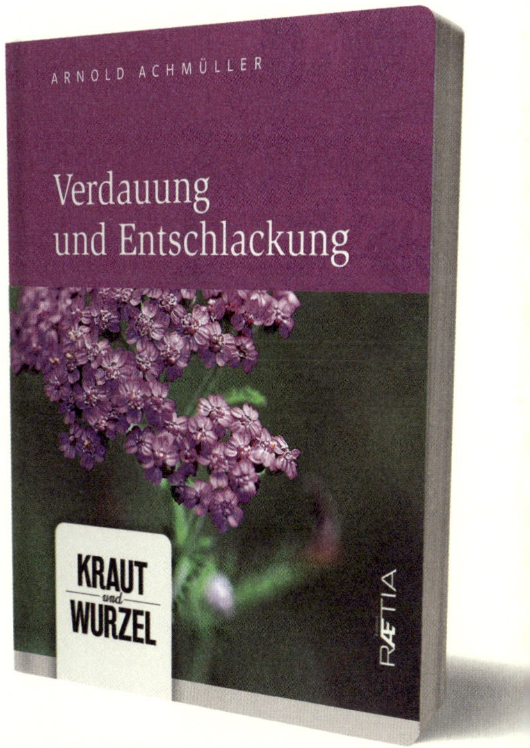

ISBN 978-88-7283-629-3
Euro 10,00

KRAUT
und
WURZEL

Der Autor

Arnold Achmüller, geboren 1982 in Südtirol, ist Apotheker und Buchautor. Er beschäftigt sich seit Jahren mit Heilkräutern und alten Heilanwendungen im Kontext der wissenschaftlichen Forschung. Sein besonderes Interesse gilt der traditionellen europäischen Medizin, insbesondere der alpinen Heilkunde. Er hält Vorträge zum Thema, organisiert Workshops und Kräuterwanderungen. Zusammen mit Astrid Felderer betreibt er den Blog „Kraut und Wurzel".

Bei Edition Raetia erschienen: „Teufelskraut, Bauchwehblüml, Wurmtod – Das Kräuterwissen Südtirols" (2012), „Wickel, Salben und Tinkturen. Das Kräuterwissen der Bauerndoktoren in den Alpen" (2015).

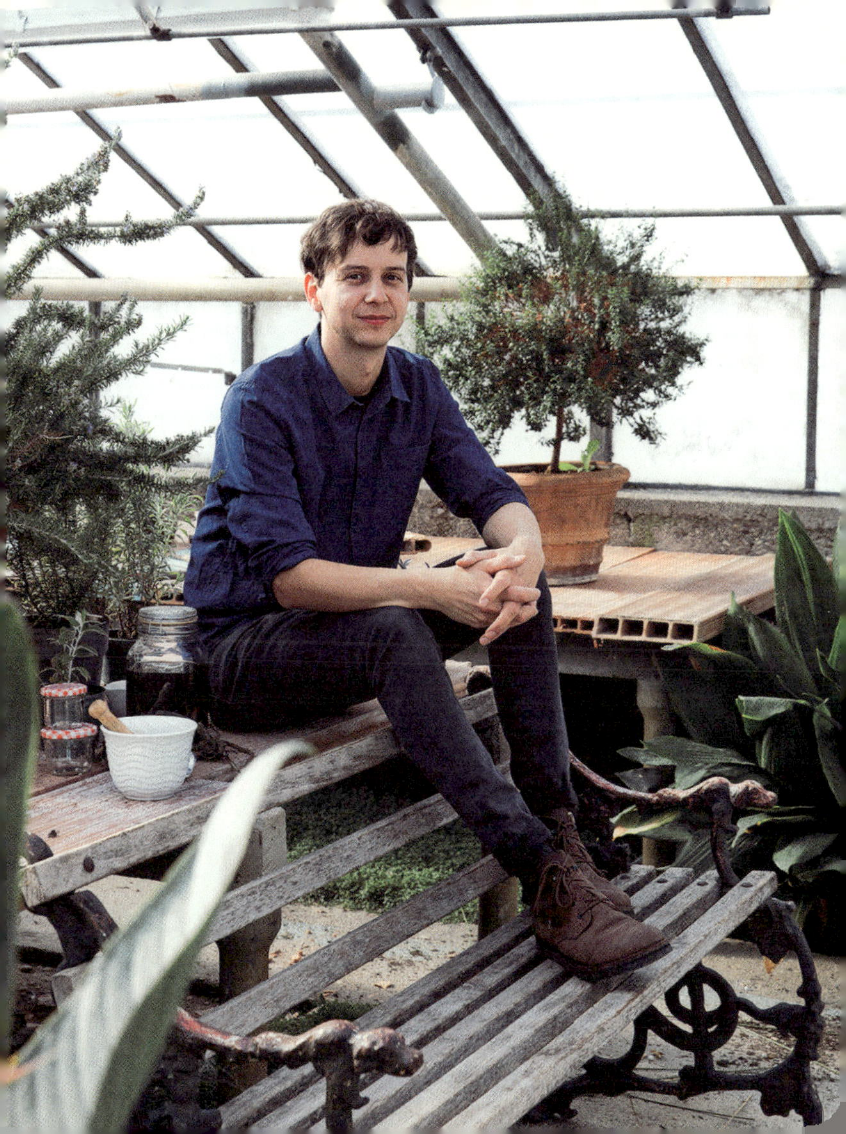